Live Surgery

Éthique et pratique médicale
fondée par Richard Moreau
Collection dirigée par Roger Teyssou

La collection « Éthique et pratique médicale » est une tribune qui permet à tous les acteurs du monde de la santé, professionnels, enseignants, administrateurs, économistes et patients d'exposer leurs opinions, de décrire leur expérience et de proposer des solutions aux problèmes posés par une profession en pleine mutation, et ce en toute indépendance et en conformité avec la déontologie et les bonnes pratiques médicales.

Dernières parutions

Dr Jean-Marc ISRAËL, *L'information du patient en médecine nucléaire. Dire et comprendre*, 2018.
Gilles Damas FROISSART, *Voyage à travers la psychiatrie stéphanoise 1975 – 2015, De l'envie de changer le monde à l'imagerie cérébrale,* 2018.
Tanguy KERVRAN, *Féminin Pluriel, Mémoires d'un gynécologue accoucheur*, 2018.
Julia BONNEMAISON, *Chirurgie de l'obésité et diététique, Une spécialiste répond à vos questions,* 2017.
Bernard SELE, *Numerus clausus, De la maltraitance des carabins au naufrage de la médecine générale*, 2017.
Jacques-Michel LACROIX, *La médecine formatée, Médecins et malades face aux nouvelles technologies,* 2017.
Guy EVEN, *Les deux têtes du médecin*, 2017.
Thierry PATRICE, *Les aléas du vivant, Ordre ou désordre ?,* 2017.
Jean-Yves de la CAFFINIÈRE, *Chirurgie et société. Retour sur 13 articles publiés dans la presse médicale généraliste*, 2017.
Bahram MATINE et François RÉGNIER, *Des maux en paroles. Médecine et malades venus d'ailleurs*, seconde édition revue et augmentée, 2016.
Pierre de PUYTORAC et Auriane ARTUSSE, *La mort en 60 questions, La mort observée, expliquée, repoussée*, 2016.
Dominique PERSOONS, *Santé riche et Médecine pauvre*, 2016.

Philippe Liverneaux

Live Surgery

Alerte sur une pratique médicale dangereuse

L'Harmattan

5-7, rue de l'Ecole-Polytechnique, 75005 Paris

http://www.editions-harmattan.fr

ISBN : 978-2-343-15466-4
EAN : 9782343154664

Dédicace

À Lobna,

Pendant longtemps j'ai maudit le jour de mes dix ans,
Quand une paire de lunettes brisa mon rêve d'enfant ;
Jusqu'à ce que ma main brandit un bistouri
Pour soigner sans savoir l'amour de ma vie.

Remerciements

Un grand merci à Bertrand Merle, pour sa relecture attentive et ses précieux conseils

Crédit photo : Bernard Stoloff

Sommaire

CHAPITRE I

Le chemin de l'enfer est pavé de bonnes intentions

« My sole motive is to inform the public as to that which is done in their name and that which is done against them. »

« Ma seule motivation est d'informer le public sur ce qui est fait en leur nom et ce qui est fait contre eux. »

Edward Snowden, lanceur d'alerte, né en 1983

Source : « Edward Snowden: the whistleblower behind the NSA surveillance revelations », Glenn Greenwald, Ewen MacAskill et Laura Poitras, *guardian.co.uk*, 10 juin 2013

« Tout acte médical normal n'est, ne peut être et ne doit être qu'une confiance qui rejoint librement une conscience ». C'est par ces mots teintés de paternalisme vichyssois, que Louis Portes (1891-1950), ancien président du Conseil de l'ordre des médecins, décrivait la relation qui unissait un patient à son médecin, pendant la collaboration (1940-1944). Quelques décennies plus tard, la loi n° 2002-303 du 4 mars 2002 relative aux droits des malades et à la qualité du système de santé, dite loi Kouchner (Bernard Kouchner, ancien ministre délégué à la santé, né en 1939), précisait notamment qu'« aucun acte médical ni aucun traitement ne peut être pratiqué sans le consentement libre et éclairé de la personne et ce consentement peut être retiré à tout moment ». Avant cette loi, les patients étaient des malades passifs et infantilisés et dépendant aveuglément du bon vouloir des médecins. Après cette loi, les patients sont devenus des usagers de soins actifs et responsables et informés de l'intervention qu'un chirurgien va exécuter sur leur corps. Et c'est la moindre des choses après tout, puisqu'il s'agit de leur propre santé ! Il est toutefois un domaine où l'information des patients en particulier, et du grand public en général, contrevient gravement à ce devoir d'information, j'ai nommé la « Live Surgery ».

De quoi s'agit-il ? Une « Live Surgery », traduit littéralement, c'est une intervention chirurgicale en direct. Je préfère au terme français trop long et pas assez précis le terme anglais « Live Surgery », d'une part parce qu'il est utilisé dans le langage technique par tous les chirurgiens de la planète, y compris par les Français, d'autre part parce que le mot « Live » en anglais possède deux significations. « Live » peut vouloir dire « en direct », exactement comme une émission de télévision en direct, avec ses aléas techniques bien connus. « C'est la magie du direct ! ». Sauf que la magie du direct, en chirurgie, peut très vite courir à la catastrophe… « Live » peut aussi vouloir dire « vie », alive, vivant. C'est de la chirurgie sur un être humain bien vivant. Petite précision, n'allez pas chercher par quelque tour de passe-passe alambiqué une quelconque correspondance avec les premières lettres du nom de l'auteur. Ce n'est que pure coïncidence !

Il n'existe pas, dans aucun dictionnaire, y compris médical, de définition précise du terme « Live Surgery ». Je prends donc la liberté de la définir moi-même. Une « Live Surgery » est une intervention chirurgicale réalisée dans des conditions inhabituelles de personnel, de matériel, d'espace et/ou de temps. L'intervention chirurgicale et le chirurgien sont observés par des personnes étrangères à son équipe habituelle. Ces personnes étrangères sont là pour se former en observant le chirurgien qui réalise la « Live Surgery ». Elles sont situées soit dans le bloc opératoire lui-même, soit à distance dans un auditorium où la « Live Surgery » est diffusée par le canal d'une vidéotransmission.

Par convention, j'exclus dans cet essai du terme « Live Surgery », toute intervention chirurgicale à visée pédagogique réalisée sur un cadavre ou un objet issu de l'impression tridimensionnelle (3D), car les conséquences en cas de problème technique y sont sans gravité. S'agissant d'un cadavre, il n'y a pas à l'évidence de complications puisqu'il s'agit d'un corps sans vie donné à la science, sans pour autant omettre tout le respect qui lui est dû.

S'agissant d'un objet issu de l'impression 3D, il n'y a pas de complication ni respect qui vaille, puisqu'il s'agit d'un objet inanimé. Un chirurgien placé dans des conditions techniques habituelles est déjà sous tension psychologique, car la santé de son patient est entre ses mains. C'est un lieu commun.

Ce qui l'est moins, c'est lorsqu'un chirurgien est observé et placé dans des conditions techniques et environnementales inhabituelles. La tension psychologique s'accroît et peut nuire au patient.

Pour que l'on comprenne bien de quoi l'on parle, utilisons un mode de comparaison très simple et connu de tous : un spectacle vivant pour le mode d'observation, et un match de football pour le lieu d'exercice.

Concernant le mode d'observation, envisageons successivement plusieurs niveaux de conditions de réalisation d’une intervention chirurgicale, déclinés crescendo du plus consensuel au plus controversé : chirurgie « normale » ; chirurgie « rediffusée » ; chirurgie « humanitaire » ; chirurgie « directe » ; chirurgie « directe diffusée à distance » ; chirurgie « téléréalité ». Ce sont les trois dernières qui prêtent à débat.

Une intervention chirurgicale dite « normale » est exécutée dans des conditions habituelles. Elle peut être assimilée à la répétition générale d’un spectacle vivant où le public est absent. Le niveau de tension psychologique peut être considéré comme « normal » compte tenu des conditions habituelles de réalisation de l’intervention chirurgicale. Ce qui ne veut pas dire que la tension psychologique soit nulle, puisqu’une intervention chirurgicale, chacun le sait, n’est pas une situation de la vie courante. Elle est génératrice d’une tension psychologique de base que l’on peut considérer ici comme « normale ».

Une « Live Surgery » rediffusée est une intervention chirurgicale exécutée dans des conditions « normales » mais filmée puis montée et diffusée plus tard, devant un public de spécialistes. Elle peut être assimilée à la diffusion en différé de la répétition générale d’un spectacle vivant où le public est absent. Le niveau de stress est supérieur au précédent mais il est toujours possible de recommencer une scène en cas d’imperfection, ici un geste chirurgical, sans augmenter pour autant le niveau de tension psychologique.

Une « Live Surgery » humanitaire peut être assimilée à un spectacle improvisé dans un festival, car si le chirurgien exerce bien dans des conditions inhabituelles pendant une mission humanitaire, c'est uniquement parce qu'il ne peut pas faire autrement, compte tenu des conditions locales précaires. Il n’en demeure pas moins qu’il est tout à son patient. Il n'est pas observé et son intervention chirurgicale non plus. Il n'est soumis qu'à la pression psychologique d'une intervention chirurgicale réalisée dans des conditions inhabituelles.

Une « Live Surgery » directe peut être assimilée à la première d'un spectacle vivant auquel le public assiste dans la salle. Le niveau de stress est nettement supérieur car le chirurgien est observé par un public de spécialistes.

Une « Live Surgery » directe diffusée à distance peut être assimilée à la première d'un spectacle vivant retransmis en direct à la télévision ou sur Internet et que le public observe chez lui devant son écran.

Enfin, lorsque le patient lui-même met en scène sa propre opération en « Live Surgery » diffusée sur les réseaux sociaux et observée par le public devant un écran, on entre dans le monde de la téléréalité. On peut parler alors de « télé-chirurgie-réalité ».

Concernant le lieu d'exercice, une équipe de football qui joue à l'extérieur part avec un handicap, d'une part parce qu'elle ne connaît pas bien le terrain, et d'autre part parce que ses supporters sont en minorité dans les tribunes du stade. Ajoutez à cela que l'avant-centre blessé est remplacé par un joueur de moindre niveau, que l'un des défenseurs a été sorti par l'arbitre avec un carton rouge, que la pelouse est détrempée par une pluie battante, que les supporters lancent des projectiles et que l'arbitre a été acheté. Dans ces conditions, difficile de gagner le match à l'extérieur, non ?

C'est la même chose au cours d'une « Live Surgery ». La tension psychologique s'accroît, en raison premièrement des risques pour la santé du patient, et deuxièmement de l'exposition de la réputation du chirurgien au jugement de ses pairs.

Tout le problème est là et peut s'énoncer en trois questions : quels sont les dangers possibles pour la santé des patients de cet accroît de tension psychologique au cours d'une « Live Surgery » ? Faut-il interdire les « Live Surgery » ? Faut-il les réglementer ?

L'objectif de cet essai est de sortir le débat de la corporation médicale pour lancer une alerte vers l'opinion publique.

CHAPITRE II

De la leçon de chirurgie au showbiz du bistouri

« On sourit aux distractions des mathématiciens. On frémit en songeant à celles que pourrait avoir un chirurgien. »

Sacha Guitry, dramaturge, acteur, cinéaste, scénariste (1885-1957)

Source : « Mes médecins » *Chez Cortial*, 1932

Avant d'envisager les dangers de la « Live Surgery » elle-même, essayons d'abord d'analyser ce qui pousse des chirurgiens à accepter de se lancer dans cette pratique qui soulève une polémique. Plusieurs raisons peuvent être invoquées : cupidité, orgueil, paresse, hypocrisie, parjure, que sais-je encore... Aucune ne tient la route ni pour justifier ni pour excuser ni pour expliquer l'engouement des chirurgiens pour la « Live Surgery ». Ils ont en effet tout à y perdre.

L'appât du gain ? Il faut l'évoquer parce que c'est la première idée qui vient à l'esprit. Le chirurgien serait-il un tel monstre de cupidité au point de sacrifier son patient sur l'autel de l'argent roi ? Gagnerait-il tant d'argent en pratiquant une « Live Surgery » qu'il serait prêt à bafouer le serment d'Hippocrate ? Il tromperait la confiance de ses patients et mettrait en péril sa réputation en se jetant lui-même en pâture devant un public avide de sensations fortes ? À ma connaissance, aucun chirurgien n'a jamais touché le moindre centime à opérer un patient en « Live Surgery » ! Du moins aucun des chirurgiens que j'ai interrogés ne me l'a jamais avoué. Et je n'en ai jamais touché moi-même. On peut reprocher bien des défauts aux chirurgiens, on le verra plus loin, mais pas celui de la cupidité en matière de « Live Surgery ». Bien que pas désintéressée, puisque le chirurgien en tire un bénéfice pour sa réputation, la « Live Surgery » reste une activité bénévole.

En revanche, un chirurgien qui pratique une « Live Surgery » prend lui-même un risque financier considérable. Son diplôme de chirurgien est-il reconnu dans le pays où il opère ? Est-il assuré pour cette activité ? Le chirurgien s'est-il posé lui-même la question ? La plupart du temps la réponse est non. Il ne sait pas qu'il roule sans permis et sans assurance. Ou s'il le sait, il préfère refouler au plus profond de son inconscient plutôt que d'affronter le long processus administratif d'équivalence de diplôme, sans omettre le coût financier rédhibitoire de plusieurs milliers d'euros d'un avenant à son contrat d'assurance responsabilité civile professionnelle. Ou s'il le sait, il compte sur la chance et croise les doigts pour que rien de grave n'advienne. En dehors de l'Union européenne son diplôme ne vaut rien. Il n'a pas de permis d'opérer. Qu'adviendrait-il si une complication grave aboutissait à une plainte du patient contre un chirurgien à diplôme étranger ? Un procès pour exercice illégal de la médecine ? En dehors des pays couverts par son assurance responsabilité civile professionnelle son assurance ne vaut rien. A fortiori pour de la « Live Surgery ». Il n'est pas assuré. Si par malheur, il ose poser la question à l'organisateur de la « Live Surgery », on lui rétorquera un :

- Ne t'inquiète pas, cher confrère, mon hôpital a une assurance, on a l'habitude !

Croyez-vous que dans ces conditions le chirurgien expert invité osera un :

- J'aimerais voir le contrat de ton hôpital !

Il passerait au mieux pour un chieur, au pire pour un lâche. La cupidité n'est donc pas une bonne ou une mauvaise raison de pratiquer une « Live Surgery ». Elle n'est pas le moteur de l'événement.

L'orgueil ? Vous connaissez certainement la blague librement interprétée à partir du *Discours aux Chirurgiens* que rédigeait en 1928 l'écrivain Paul Valéry (1871-1945) et réédité dans la collection *La Pléiade*, et que tous les carabins se transmettent de génération en génération.

- Quelle est la différence entre Dieu et un chirurgien ?

Bon, j'attends… Alors… Vous séchez ? C'est pourtant facile :

- Dieu, lui, au moins, ne se prend pas pour un chirurgien !

Tout est dit. L'animal chirurgical est tout gonflé d'orgueil. Il faut qu'il brille, qu'il soit le meilleur, qu'il leur montre, à ces rigolos (ses collègues), qu'il est le meilleur chirurgien du monde. J'ai coutume de dire, en forme de boutade, quand on me fait un compliment, que je ne suis pas le meilleur chirurgien de monde. Ben ouais, la place est déjà prise ! Et ils sont nombreux à se l'attribuer, croyez-moi. Moi, je ne suis que le deuxième. Comme ça, je n'ai pas de concurrence. Plus sérieusement, c'est un métier difficile, sous pression permanente, où il faut savoir encaisser les coups, absorber la tension psychologique, assumer les complications médicales, assurer la formation des internes, supporter les contraintes administratives. Forcément, la sélection naturelle commence dès les premières années d'études de médecine à attirer les fortes personnalités, puis l'apprentissage du métier au jour le jour pendant l'internat, patient après patient, opération après opération, finissent par façonner le comportement du chirurgien moyen : c'est un toréro, un chevalier de la Table ronde, un samouraï !

Après avoir lu tout ce qui précède, vous êtes parés pour répondre à cette question : pensez-vous qu'un chirurgien en recherche de reconnaissance va refuser une invitation à participer à une « Live Surgery » dans un congrès national ou international ? Bien sûr que non ! L'orgueil est donc une bonne-mauvaise raison de pratiquer une « Live Surgery ». Il est un des moteurs de la chose.

L'orgueil n'explique pas tout. Il est des circonstances où la paresse intellectuelle prend le dessus sur le courage de dire non. Pourtant, quand c'est non, c'est non ! Ça peut paraître évident mais ce n'est pas si simple. Un exemple d'actualité est le mouvement de lutte contre les violences faites aux femmes. Combien de Harvey Weinstein et autres sinistres individus aura-t-il fallu pour qu'enfin la parole des femmes se libère et que la société prenne conscience que le harcèlement sexuel doit cesser ? Que le consentement est un préalable non négociable ? Il en est de même pour les « Live Surgery ».

Combien d'affaires révélées au grand public faudra-t-il avant que des mesures soient prises pour interdire ou réglementer les « Live Surgery » ? Je n'en sais rien. Mais ce que je sais c'est que des chirurgiens, pris de court au beau milieu d'un congrès, sollicités par un confrère éminent, n'osent pas refuser d'exécuter un geste que leur conscience réprouve. Il faudrait avoir le courage de dire non. Et quand je dis non, c'est non !

Au cours de mon enquête, j'ai rencontré quelques chirurgiens qui, après avoir pratiqué des « Live Surgeries » dans des conditions difficiles, ont décidé de ne plus en faire. Il leur a fallu du temps pour mûrir leur décision et du courage pour supporter le mépris de leurs pairs. Ils tiennent bon. Moi aussi. La paresse intellectuelle est donc une bonne-mauvaise raison de pratiquer une « Live Surgery ». Elle fait tomber le chirurgien influençable dans le piège dont il ne peut s'échapper.

L'hypocrisie ? Les présidents de congrès qui organisent des « Live Surgery » savent qu'ils vont attirer plus de monde. Observer un grand mandarin venu de l'autre bout de la planète faire une démonstration d'une technique nouvelle et complexe est forcément un moment clé du congrès. Pour le justifier, certains n'hésitent pas à affirmer qu'assister à une intervention chirurgicale retransmise en direct aurait des vertus pédagogiques uniques. Ben voyons ! En toute sincérité, pensez-vous vraiment qu'une « Live Surgery » apporte aux chirurgiens en formation initiale ou en formation continue la moindre information qu'ils ne pourraient obtenir autrement ? Les rares zélateurs des « Live Surgeries » avancent qu'observer un cador s'emmêler les pinceaux dans une intervention à risque est riche d'enseignement. Foutaises ! A-t-on pensé au patient dans tout ça ? À sa dignité ? À la qualité des soins ? Il n'en est rien. L'hypocrisie est donc une bonne-mauvaise raison de pratiquer une « Live Surgery ». Elle justifie l'injustifiable.

Le parjure ? Le secret médical est l'un des piliers du serment du médecin et philosophe grec Hippocrate (vers 460 avant J.-C.- 377 avant. J.-C.) que tout médecin prononce à l'issue de ses études depuis l'antiquité : « Admis(e) dans l'intimité des personnes, je tairai les secrets qui me seront confiés. ». Pourtant, dans le cadre d'une « Live Surgery », les patients sont le plus souvent examinés en public, avant d'être opérés. L'interrogatoire et l'examen clinique se passent aux yeux de tous, parfois retransmis en vidéo, sans respect pour l'intimité du patient. Certes, le patient est consentant, mais imaginez la scène. Un patient isolé ou accompagné d'un proche non médecin, assis au milieu d'un aéropage de blouses blanches, examiné comme une bête de foire. Il est acceptable d'examiner un patient en consultation en présence d'un chirurgien en formation ou d'un chirurgien étranger visiteur, avec l'accord du patient bien sûr. Il est également utile d'examiner un patient en consultation multidisciplinaire en présence de plusieurs médecins de spécialités complémentaires lorsque son cas est complexe, afin de proposer la meilleure conduite à tenir. Dans les deux cas, l'objectif principal est thérapeutique, l'objectif secondaire est pédagogique. En revanche, dans le cas des « Live Surgeries », il est plus que contestable de placer un patient au centre d'une arène dans un objectif principal pédagogique, l'objectif thérapeutique n'apparaissant qu'au second plan. Le secret médical est bafoué. Le parjure n'est pas une raison de pratiquer une « Live Surgery », il est la conséquence du non-respect du secret médical.

Au bout du compte, aucune raison valable ne saurait ni justifier ni excuser ni expliquer les « Live Surgeries ».

CHAPITRE III

La « Live Surgery » dans l'histoire et dans l'art

« Un Picasso étudie un objet comme un chirurgien dissèque un cadavre. »

Guillaume Apollinaire, écrivain et poète (1880-1918)

Source : « Les peintres cubistes », *Bartillat*, 1913

Les conditions d'exercice d'un acte chirurgical ont évolué au cours de l'histoire en fonction des grandes découvertes comme l'asepsie (la prévention contre les infections avant une opération), la vidéo télédiffusée en direct, et… la robotique (des robots chirurgicaux sont déjà utilisés par des chirurgiens pour pratiquer certaines opérations). Au cours du temps, la salle d'opération devient de plus en plus petite, confinée, suréquipée, et le public de plus en plus spécialisé, limité, jusqu'à le faire disparaître complètement, y compris bientôt le chirurgien du fait peut-être de l'essor de la robotique chirurgicale.

Avant la révolution industrielle à la seconde moitié du XIXe siècle, où l'asepsie était encore inconnue, les interventions chirurgicales étaient pratiquées n'importe où et devant n'importe qui. Le public était varié et comprenait pour la plupart des non-médecins, badauds, voisins, bourgeois. Une opération n'était pas qu'un acte thérapeutique, c'était aussi un spectacle. Est-ce une coïncidence si « opéra » et « opérer » possèdent tous deux la même racine étymologique, et que « opus », signifie œuvre ? Un opéra est une œuvre et opérer consiste à œuvrer.

Admirons par exemple au musée Mauritshuis de La Haye l'immense *Leçon d'Anatomie* réalisée en 1632 par l'illustre peintre de l'École hollandaise Rembrandt Harmenszoon van Rijn (1606 ou 7-1669). Il est le peintre de la lumière et de l'obscurité, autrement dit du clair-obscur. Parmi les personnages représentés dans le tableau, une bonne moitié est constituée de bourgeois d'Amsterdam. Il fallait en être pour montrer son pouvoir et/ou sa richesse. Car les bourgeois payaient le peintre pour figurer sur la toile. Les leçons d'anatomie correspondaient au *Paris Match* de l'époque… Il faut d'ailleurs se demander si le personnage le plus haut placé sur la toile, celui qui fixe le spectateur droit dans les yeux, le seul à porter un chapeau (effacé plus tard) avec le professeur Nicolaes Tulp (qui donne la leçon), ne serait pas le commanditaire de l'œuvre. Pourquoi donc la *Leçon d'Anatomie* de Rembrandt porte-t-elle sur un avant-bras. Et le membre supérieur gauche de surcroît ? Le côté gauche était assimilé au diable. À cette époque, les dissections de cadavres, qui ne sont autorisées qu'une seule fois par an, s'intéressent surtout aux viscères. On ouvre volontiers le crâne, le thorax et l'abdomen, pour des raisons évidentes : la putréfaction modifie la structure des organes et perturbe leur étude, la rigidification musculaire empêche de mobiliser les articulations et de mesurer leurs amplitudes, les odeurs insupportables obligent à disséquer très vite ou à se procurer des cadavres frais. La dissection des membres est donc rare à cette époque. Pour s'en convaincre, alors que les leçons d'anatomie se répandent partout aux Pays-Bas, la première de Rembrandt (il en a peint deux) est l'unique leçon d'anatomie de la peinture qui porte sur un membre. C'est le cas d'Aris Kindt, âgé de 41 ans, pendu pour vol le jour même. C'est Aris le cadavre de la *Leçon d'Anatomie* de Rembrandt, encore tout chaud et bien souple au moment de la dissection ! En dehors de celles du professeur Tulp et du cadavre, seules trois mains sont visibles, et ce n'est pas par hasard. La première est une main gauche. Elle appartient au personnage qui tente de reproduire le mouvement des doigts qu'exécute la main gauche du professeur Tulp, alors que sa main droite tire sur les tendons du cadavre pour expliquer la mécanique du mouvement. La deuxième est aussi une main gauche. Elle appartient au personnage qui tient la liste des personnalités présentes ce jour-là. La troisième est une main droite, une main pendante, comme paralysée, maintenue dans une écharpe, qui pointe de l'index la scène de la dissection. Pourquoi cette main qui appartient au personnage le plus haut situé sur le tableau est-elle si bien visible ? Peut-être parce qu'atteint d'une paralysie radiale (paralysie d'un nerf qui empêche la main de se relever), ce riche personnage cherchait-il à comprendre son handicap en commandant au professeur Tulp une dissection du membre supérieur gauche ?

Au XVIIe siècle, Giacomo Casanova (1725-1798), aventurier aux multiples talents, mentionnait dans ses mémoires les circonstances de la mort de son père, alors âgé de 36 ans : « Mon père fut attaqué d'un abcès dans l'intérieur de la tête à l'oreille qui le conduisit au tombeau dans huit jours. Le médecin Zambelli, après avoir donné au patient des remèdes opilatifs, crut de réparer sa faute par le *castoreum*, qui le fit mourir en convulsion. L'apostème creva par l'oreille une minute après sa mort ; il partit après l'avoir tué, comme s'il n'eût eu plus rien à faire chez lui ». La mort du père de Casanova fut très librement interprétée par le cinéaste Luigi Comencini (1916-2007), qui donne à voir une « Live Surgery » spectaculaire dans son film sorti en 1969 : *Infanzia, Vocazione e prime Esperienze di Giacomo Casanova Veneziano*. Tombé dans un des canaux de Venise, Gaetano Casanova souffrait peu après d'une mastoïdite (infection de l'oreille). Le célèbre docteur Zambelli fut appelé. C'est alors qu'une scène de théâtre invraisemblable prit forme sous les yeux d'un Giacomo inquiet, de sa mère amusée, de voisins curieux de profiter du spectacle, et d'un noble vénitien contraint de s'engager à devenir le protecteur des Casanova si l'intervention venait à mal tourner. S'ensuivit une succession d'erreurs médicales que l'odieux Zambelli assuma sans broncher, commençant par affaiblir le patient en pratiquant une saignée, jusqu'à lui trépaner le crâne dont il ne se remettra pas. Comencini jugea probablement que la crise convulsive de Gaetano rapportée dans les *Mémoires de Casanova* n'était pas assez photogénique pour lui préférer la mise en scène d'une effroyable « Live Surgery ».

La scène du pied bot (malformation de naissance) dans le roman de l'écrivain Gustave Flaubert (1821-1880) *Madame Bovary* publié en 1857, est une parfaite illustration des travers de la « Live Surgery ». Rien n'y manque. Tout y est. Et ce n'est pas un hasard. Flaubert est issu d'une famille de médecins. Il sait de quoi il parle. Il est même allé visiter son frère chirurgien pour mener son enquête sur les moindres détails de tous les aspects cliniques et thérapeutiques du pied bot, comme on peut lire dans une lettre à Louise Collet (sa maîtresse) en 1854 : « Je patauge en plein dans la chirurgie. J'ai été aujourd'hui à Rouen exprès chez mon frère avec qui j'ai longuement causé anatomie du pied et pathologie des pieds bots... Cela n'est pas facile que de rendre littéraire et gais des détails techniques, tout en les gardant précis. Ah ! Les aurais-je connus les affres du style ! ». Flaubert utilise cette « Live Surgery » pour en faire le tournant majeur de son roman. C'est elle qui va faire basculer Emma dans le tourbillon de la mort, d'abord se suicidant en quelque sorte symboliquement par outrance d'adultère, avant de se donner réellement la mort, suivie de peu de celle de son mari. C'est ainsi qu'une catastrophique « Live Surgery » aura eu raison des Bovary. Analysons la scène du pied bot sous quatre angles sociologique, épistémologique, psychanalytique et éthique.

Sur le plan sociologique, il est important d'apprécier la place de la chirurgie dans la vie personnelle de Gustave Flaubert. C'est elle qui définit la place de Gustave dans sa famille. Sa mère était fille de médecin, son père Achille était chirurgien, son frère Achille était chirurgien et Gustave lui-même est né en 1821 à l'hôpital de l'Hôtel-Dieu à Rouen, dans l'appartement de fonction de son père. Gustave fut délaissé par sa mère, tout comme Emma Bovary négligea sa fille Berthe, qu'elle trouvait laide. À Gustave sa famille préféra son frère aîné, élève brillant qui succéda à son père dans les fonctions de médecin-chef de l'Hôtel-Dieu à Rouen. Gustave ne choisit évidemment pas le prénom du patient, Hippolyte, au hasard. Hippolyte, en grec, signifie « celui qui détèle les chevaux ». Avouez que pour un valet d'écurie, c'était plutôt bien choisi. Mais l'ironie ne s'arrête pas là. Flaubert n'a pas non plus choisi l'opération du pied bot au hasard.

Sur le plan épistémologique, en cette première moitié du XIXe siècle, l'opération du pied bot était en pleine effervescence. Depuis l'Antiquité, les seuls moyens de corriger les pieds bots étaient des appareillages volumineux et inconfortables qui reformaient progressivement le pied déformé pour lui rendre sa forme supposée normale avec des résultats bien aléatoires. En

1789, une autre révolution transforma le traitement du pied bot : la section du tendon d'Achille, venue de Francfort, décrite par un certain docteur Maurice-Gérard Thilenius (1745-1809). Quelques décennies plus tard, la technique s'améliora pour devenir percutanée, c'est-à-dire avec une toute petite incision de la peau, parce qu'on craignait la gangrène si l'on ouvrait trop grand. Et qui publia en 1839 un traité pratique du pied bot ? Le docteur Vincent Duval (1796-1876). Et à qui le dédicaça-t-il ? Au père du Gustave : « A mon premier maître Monsieur Flaubert, témoignage de reconnaissance ». Une autre explication symbolique pourrait être invoquée. Le nom savant de pied bot est stréphopode (littéralement le pied qui tourne), et stréphopode partage la même étymologie que catastrophe (littéralement mauvais tournant). Bien joué Flaubert, quel malin me direz-vous !

Sur le plan psychanalytique, le choix de l'opération s'est probablement porté sur le pied bot en forme de petite vengeance, consciente ou inconsciente, que Gustave avait échafaudée contre son père et contre son frère, dont on rappelle qu'ils faisaient la fierté de la famille Flaubert. Il ne vous a pas échappé que tous deux étaient prénommés Achille. Et en quoi consiste l'opération du pied bot d'Hippolyte ? Une section du tendon d'Achille ! Un psychanalyste vous dirait que Gustave amputa symboliquement son père Achille et son frère Achille en faisant couper le tendon d'Achille d'Hippolyte doté d'un stréphopode par Charles, puis en le laissant se compliquer d'une gangrène fatale qui conduisit quelques jours plus tard à l'amputation de la cuisse. Une catastrophe...

Sur le plan éthique, en quoi l'opération du pied bot d'Hippolyte est-elle une caricature de « Live Surgery » ? D'abord ce ne sont ni le patient qui a formulé le souhait d'être opéré ni le chirurgien qui a porté l'indication chirurgicale. Ce sont les pressions de l'entourage. C'est bien l'orgueil qui a conduit Emma à convaincre Charles, son mari, obscur médecin de campagne au statut d'officier de santé (le bas de l'échelle de la médecine de l'époque) de se lancer dans l'opération désespérée du pied bot d'Hippolyte Tautain, le garçon d'écurie boiteux. Perdant tout espoir d'une vie meilleure, la petite bourgeoise dévorée d'ennui cherche à tout prix à faire briller son mari, le propulser par caprice vers le chemin de l'excellence et de l'honneur, pour oublier qu'elle ne l'aime pas ou plus, pour tenter vainement d'éloigner ou de s'éloigner de son amant du moment, pour se recentrer vers la vaine jouissance d'une hypothétique célébrité, puisque l'amour n'est plus. Pensez donc, une opération sur un pied bot, à l'époque où cette technique chirurgicale n'en était qu'à ses balbutiements, c'est du pain béni, un coup de pub phénoménal, une opportunité unique à saisir !

C'était sans compter la médiocrité de son mari, dont l'ambition n'allait pas plus loin que le bout de son nez. Car c'est bien la paresse intellectuelle qui acheva Charles à accepter de pratiquer l'intervention scélérate. Inconsciemment, il savait qu'il tenait là sa dernière chance de reconquérir sa femme. La pression psychologique qui s'exerçait sur cet esprit faible aura eu raison de sa piètre résistance.

Il s'exécuta et sabota le pied bot. Quant à Hippolyte, c'est la naïveté et l'argent qui le conduisirent à se laisser encore plus estropier qu'il n'était. On lui promit qu'une fois sa déformation corrigée il pourrait plaire aux femmes et que ça ne lui coûterait rien, pas un sou, gratis, cadeau de la maison. C'est l'hypocrisie qui animait Monsieur Homais, ce pseudoscientifique prétentieux et vaniteux et superstitieux, à organiser ce que l'on peut nommer une « Live Surgery » improvisée sur le garçon d'écurie, par humanité pure, disait-il. Mon œil ! Son véritable objectif était d'augmenter sa clientèle de pharmacien véreux en tirant profit sonnant et trébuchant d'un probable succès de cette opération risquée dont il fit l'éloge en écrivant un article pour la feuille de chou locale, le *Fanal de Rouen*. C'est le voyeurisme qui amena le curé et tous les autres à loucher sur cette anachronique « Live Surgery », la vile jouissance de l'observation de la souffrance incarnée dans le corps d'autrui, d'un pauvre diable qui n'avait rien demandé, et qui finit tragiquement amputé. Lorsque le docteur Canivet (grand médecin de renom de Neufchâtel) fut enfin appelé après qu'une gangrène gazeuse se soit déclarée, et qu'il se vit contraint d'amputer la cuisse pour sauver le pauvre garçon, il déclara :

- Nous sommes des praticiens, des guérisseurs, et nous n'imaginerions pas d'opérer quelqu'un qui se porte à merveille ! Redresser les pieds bots ? C'est comme si l'on voulait, par exemple, rendre droit un bossu !

Le bon sens avait parlé. *Primum non nocere* (d'abord ne pas nuire). Ce dogme attribué à Hippocrate n'était pas respecté dans cet épisode, cette « Live Surgery » ratée qui fit basculer le terrible destin des Bovary. Emma se réfugia de plus belle dans l'adultère, et criblée de dettes, mit fin à ses jours, suivie peu après par Charles.

Bien que l'importance du lavage des mains avant une opération chirurgicale ait été démontrée en 1847 par le docteur Ignace Semmelweis (1818-1865), médecin obstétricien hongrois installé à Vienne en Autriche, il fallut près d'un demi-siècle pour que les travaux du pionnier de la microbiologie Louis Pasteur (1822-1895) parviennent à imposer les règles d'asepsie encore en vigueur aujourd'hui au cours d'interventions chirurgicales. Depuis ses travaux, on n'opéra plus que dans des blocs opératoires et les chirurgiens durent se laver les mains avant de commencer toute intervention. Le public n'était plus autorisé à assister aux interventions, mais le bloc opératoire resta un lieu d'observation très prisé où les apprentis médecins pouvaient encore siéger. Le bloc opératoire prit la forme d'un amphithéâtre à gradins étagés, bâti autour d'une table d'opération où étaient données des leçons de chirurgie. Je vous conseille vivement de visionner cette excellente série TV historique américaine, réalisée par Steven Soderbergh, né en 1963, et diffusée à partir de 2014, *The Knick*, qui dépeint les progrès de la chirurgie du début du XXe siècle et reproduit à la perfection l'ambiance de l'époque. Le premier épisode de la première saison, intitulé *Méthode et Folie*, débute par une scène de « Live Surgery » qui se termine par trois morts. Le patron du département de chirurgie de l'hôpital Knickerbocker de New York, le docteur Christiansen, ayant perdu sa patiente et son enfant lors d'une césarienne ratée, se retranche dans son bureau avant de se suicider d'une balle dans la tête en murmurant :

- Merde à tout !

L'intervention commençait plutôt bien, le chirurgien confiant expliquait à son public, une vingtaine de chirurgiens en costume-cravate assis sur les bancs de l'amphithéâtre du bloc opératoire, comment il allait procéder pour sauver la mère et l'enfant d'un accouchement difficile par placenta prævia, localisation anormale du placenta qui peut être responsable d'hémorragies sévères. La suite en image nous emmène dans une spirale sanglante qui aboutit à la catastrophe, la mort de la mère, puis la mort de l'enfant, et enfin la mort du chirurgien.

L'apparition de la vidéo dans les blocs opératoires à la fin du XXe siècle révolutionna la « Live Surgery ». D'un public limité à quelques chirurgiens agrégés autour d'une table d'opération, la diffusion par vidéochirurgie en direct a permis d'accroître le public à plusieurs dizaines voire plusieurs centaines de chirurgiens qui assistent à un congrès. Le public peut même atteindre plusieurs milliers de chirurgiens lorsqu'il s'agit d'un e-congrès, c'est-à-dire un congrès auquel on peut visionner une « Live Surgery » depuis chez soi bien, au chaud, devant son ordinateur, grâce à un site Internet dédié. Au maximum, une « Live Surgery » diffusée en direct peut être postée sur *YouTube* ou *Dailymotion* et les réseaux sociaux, la rendant tout entière et pour jamais accessible à tous, sans identifiant ni mot de passe. En voici trois exemples caricaturaux édifiants, et pourtant véridiques.

Le premier exemple aborde les affres de la téléréalité. Cette fois c'est le patient lui-même qui poste la vidéo en direct de son intervention de chirurgie esthétique. Sarah Fraisou, née en 1992, starlette de chez *Les Anges*, émission de téléréalité française diffusée depuis 2011, a posté sur *YouTube* sa liposuccion en direct, filmée par son frère. Cette vidéo a été vue près de 250 000 fois. Plus de 1500 commentaires ont été postés à la suite de la vidéo par des internautes.

Par quoi sont-ils choqués ? Par le fait qu'un membre de la famille soit entré dans le bloc opératoire alors qu'il n'y est pas autorisé et qu'un téléphone portable est l'un des objets les plus porteurs de microbes après le clavier d'un ordinateur et la cravate d'un chirurgien ? Non !

Pas le moindre commentaire là-dessus.

Par le fait que l'opération ait été filmée et retransmise en direct pour tout public ? Non, non, vous n'y êtes pas !

Voici le type de commentaires qu'on retrouve le plus souvent :

- Ce qui me choque le plus ces que son frere il voit sa soeur a poil normal! putain moi-même en debardeur devant mon frere jai honte!! je crois que la pudeur et parti en vacance avec elle !

Alors là, je me dis, chapeau bas. Ça ne vole pas très haut. Vous allez me dire, bon OK, c'est de la téléréalité. Peut-être, mais ce n'est pas une raison pour faire entrer n'importe qui pour faire n'importe quoi dans un bloc opératoire.

Il y a des règles strictes que tout le monde connaît : seul le personnel autorisé peut entrer dans un bloc opératoire. Il suffit de regarder des séries télévisées comme *Docteur House* ou *Urgences* où figure systématiquement un grand panneau rouge sur lequel est représenté un symbole d'interdiction d'entrer sur la porte. Qui a donné l'autorisation de filmer une intervention chirurgicale dans un bloc opératoire dans le seul but d'alimenter les contenus de la presse à sensation ? La direction de l'établissement de soins était-elle informée ? Mais que fait la police ? En matière de certification des établissements de santé, la police c'est la Haute autorité de santé (HAS), qui organise la procédure d'évaluation externe des établissements de santé publics et privés effectuée par des professionnels mandatés et sans conflits d'intérêts. Cette procédure rigide et très réglementée, indépendante de l'établissement et de ses organismes de tutelle, porte notamment sur le niveau des prestations et soins délivrés aux patients, la dynamique d'amélioration de la qualité et de la sécurité des soins mise en œuvre par les établissements et s'adresse aux établissements de santé et aux Installations autonomes de chirurgie esthétique (IACE).

Dans ces conditions, où ont été réalisées toutes ces « Live Surgery » pour le plus grand bonheur des spectateurs accros de téléréalité ? En Tunisie pardi, paradis de la chirurgie esthétique low cost ! Parce que Sarah Fraisou est loin d'être une exception. Citons, parmi tant d'autres, Kim Glow, née en 1984, autre starlette qui se fait filmer au bloc opératoire par Sam Zirah, un youtubeur à plus de 850 000 abonnés. Un bide pourtant, avec seulement treize mille vues ! On croirait revenir à des lustres en arrière quand Gaetano ou Hippolyte se faisaient opérer devant tout le quartier. C'est dingue !

Mais il n'y a pas que la Tunisie qui s'y met. Dans un deuxième exemple, on verra que la France aussi. Présentée comme une première mondiale, financée par de gros industriels, une « Live Surgery » a été diffusée par l'Assistance-Publique Hôpitaux de Paris (AP-HP) en 2017, et relayée par de nombreux médias grand public. On peut lire dans le texte d'introduction de la vidéo : « Suivez en direct la première intervention chirurgicale au monde réalisée avec une plateforme collaborative de réalité mixte, en interaction avec des médecins étrangers, menée par le Dr (…), chef du service de chirurgie (…) de l'hôpital (…) ». On peut y voir une intervention chirurgicale où le chirurgien est équipé d'un casque de réalité mixte supposé coupler sa propre vision aux images de l'intérieur du patient, grâce au scanner réalisé avant l'intervention. Ce dispositif est censé faire du chirurgien un chirurgien augmenté, non seulement capable de voir la surface du patient mais aussi la profondeur du patient par transparence. Le problème est qu'il s'agit d'une fake-news, car à aucun moment, pendant toute la durée de la vidéo, les images virtuelles ne sont couplées à la vision du chirurgien. Regarder sur un écran les mêmes images du scanner reviendrait exactement au même. De plus, le chirurgien passe de très longues minutes à calibrer son casque de réalité mixte, répondre aux questions de chirurgiens américains et asiatiques en direct, au lieu de ne se concentrer que sur son patient et que sur son intervention.

Finalement, ici, la seule chose qui ait été augmentée, c'est la durée de l'intervention chirurgicale, donc de l'anesthésie, donc du risque d'infection. On peut se demander comment l'AP-HP a accepté d'organiser un tel show en direct puis de le poster sur sa chaîne *YouTube*.

Dans le troisième exemple, il n'y a pas de frontières, elles sont dans les campagnes, dans les villes, elles sont sur les réseaux sociaux. Et voici en guise d'avertissement à ce qui va suivre la mention souvent rencontrée au cinéma : « Bien qu'inspirés en partie de faits réels, les personnages et situation décrits dans cette nouvelle sont purement fictifs. »

Les réseaux sociaux sont aujourd'hui incontournables. Alors pour ne pas paraître dépassé, malgré un a priori négatif, j'ai obtempéré comme tout un chacun et créé un compte sur un réseau social professionnel très efficace, *LinkedIn*. Quelques semaines à peine ont suffi à me constituer un portefeuille de plusieurs milliers de contacts, dont la plupart des chirurgiens, des industriels fabriquant des dispositifs médicaux, des ingénieurs en robotique médicale, des économistes de la santé et des administrateurs d'hôpitaux ou de cliniques privées. Quelle ne fut pas ma surprise de constater que certes au milieu de nombreux commentaires ou « posts » inutiles, j'avais accès à des informations directement ou indirectement utiles à mon activité professionnelle de chirurgien.

Par exemple, j'ai pu suivre gratuitement les actualités d'un congrès de chirurgie américain pratiquement en direct sans bouger de chez moi grâce aux commentaires des chirurgiens qui assistaient au congrès et des industriels qui avaient pris un stand dans le hall d'exposition. Parmi les nouveautés présentées lors de ce congrès, l'une d'elles a particulièrement attiré mon attention. Il s'agissait d'une nouvelle technique d'arthroscopie miniaturisée. L'arthroscopie est une technique déjà ancienne qui permet de voir à l'intérieur d'une articulation en y introduisant une caméra stérile (arthroscope) dont le diamètre minimum est de deux millimètres. Certes, deux millimètres c'est très petit mais cela nécessite une intervention chirurgicale dans l'environnement d'un bloc opératoire très réglementé. La nouveauté de cette technique miniaturisée était que le diamètre de l'arthroscope correspondait à celui d'une aiguille de prise de sang, donc beaucoup plus petit. Un chirurgien présentait une communication au congrès et rapportait son expérience d'utilisation de cette technique d'arthroscopie miniaturisée plus de 200 fois. Il expliquait qu'il pratiquait cette technique pour poser des diagnostics dans une salle de consultation banale, donc en dehors d'un bloc opératoire aseptisé.

De son côté l'industriel qui avait mis au point cette nouvelle technique d'arthroscopie miniaturisée avait posté sur le même réseau une vidéo où l'on voyait une démonstration en « Live Surgery ». Plusieurs dizaines de personnes étaient agglomérées autour du stand de l'industriel et regardaient tout en la filmant avec leur smartphone une scène hallucinante. On y voyait un homme torse-nu, qui exhibait l'arthroscope miniaturisé pénétrant son propre coude gauche. Un écran géant placé au-dessus affichait les images de l'intérieur de l'articulation de son coude. Cette vidéo était commentée par des dizaines d'internautes, pas tous chirurgiens, en criant au génie ! Personne n'avait noté le caractère éthiquement inacceptable de cette exhibition digne d'une foire aux bestiaux. Et encore, puisque le salon de l'agriculture qui se tient tous les ans à Paris exige de respecter des règles d'hygiène et d'éthique bien plus strictes pour exposer des animaux.

Je me décidai alors de rédiger un commentaire avec une certaine angoisse, conscient des réactions violentes qu'il pourrait susciter, comme c'est souvent le cas sur les réseaux sociaux. Après avoir souligné le côté indiscutablement novateur de cette nouvelle technique d'arthroscopie miniaturisée, je m'insurgeai sur les conditions dans laquelle la démonstration avait été réalisée, au beau milieu du hall d'exposition des industriels de la santé, sans aucun respect des protocoles de sécurité en vigueur, notamment l'asepsie, sans compter la violation du secret professionnel et le respect de la dignité de la personne humaine. Et de terminer mon commentaire par :

- Are you crazy, guys ?

Les réactions ne se sont pas fait attendre et une dizaine d'internautes ont aimé ou « liké » mon commentaire, à mon grand soulagement ; je n'étais pas seul à penser que les conditions de réalisation de cette démonstration n'étaient pas éthiques. Jusqu'au moment où un internaute s'en est pris à moi, en méprisant mon côté « grincheux » et m'attribuant le diminutif de « Frenchy frustré » tout en félicitant de plus belle les organisateurs de cette démonstration géniale et innovante. Piqué au vif, persuadé d'être dans la vérité, je lui ai fait une réponse détaillée, répétant que si je ne mettais pas en doute les avancées de cette nouvelle technologie, il n'en demeurait pas moins qu'elle n'avait pas respecté les règles élémentaires de l'asepsie chirurgicale et de la déontologie médicale.

Quelques minutes plus tard, excité par la tournure que prenait le débat, je me reconnectais sur le réseau social pour faire le point des commentaires. Et alors, quelle surprise ! Mes commentaires avaient disparu. J'ai d'abord cru à un problème technique, mais après plusieurs reconnexions, le résultat était le même : plus de commentaires. C'est alors que je reçus un message privé sur le même réseau social. Le patron de la société qui commercialisait l'arthroscope miniaturisé entrait en contact avec moi :

K. R. a envoyé le message suivant à 18:50 :

- Hey Doctor Levexpipi. Merci de vous être connecté. J'apprécie beaucoup vos commentaires. Malheureusement, je les ai effacés parce qu'à ce stade de développement de ma start-up je suis gêné par les messages qui ont été diffusés. Toutefois, je veux que vous soyez absolument certain que je vous ai entendu et que je respecte au plus haut point votre inquiétude et votre opinion. En réalité, la technique utilise une simple aiguille munie d'une caméra. Nous ne sommes entrés dans l'articulation que deux minutes et uniquement pour y jeter un œil. Nous avons pris toutes les précautions d'asepsie possible. Beaucoup de préparation et seulement une toute petite aiguille. Exactement comme si on avait fait une injection d'anesthésie locale sur le stand. Cela dit, nous avons obtenu le marquage CE (indicateur qui permet la libre circulation d'un produit au sein du marché européen) cette semaine et sommes en train de recruter des centres d'évaluation de cette technologie dans le monde entier. Je serais très heureux de discuter de ça avec vous. Nous avons un partenaire au Royaume-Uni qui nous aide à mettre tout ça en place. Merci encore pour vos commentaires.

Je lui réponds aussitôt :

Paul Henri Levexpipi a envoyé le message suivant à 18:54 :

- K. R., je peux comprendre votre inquiétude à la lecture de mes commentaires mais je ne peux pas approuver que vous les ayez censurés. J'ai écrit deux choses. La première est que votre technologie est excellente et la seconde est que vous avez réalisé une Live Surgery dans des conditions inacceptables. Au lieu d'effacer mon commentaire, ce qui équivaut à de la censure, vous auriez pu me répondre quelque chose comme ça : premièrement, merci Dr Levexpipi pour votre commentaire positif à propos de notre technologie. Je suis heureux de le constater. Deuxièmement, nous avons demandé l'autorisation au comité scientifique pour organiser cette Live Surgery. Ce n'était pas compliqué. Au contraire, parce que vous avez effacé mon commentaire, ceux qui l'ont lu pourraient se demander pourquoi il a disparu ? Votre attitude démontre que vous savez que j'ai raison. Quoi qu'il en soit, mon objectif n'est pas de vous porter préjudice, mais vous savez, je suis professeur des universités, ce qui signifie que je dois enseigner à de jeunes chirurgiens ce qui est bien et ce qui est mal. Et ce que vous avez fait est mal. Admettez-le. C'est tout. Maintenant, vous devez avancer, tirer une leçon de mes commentaires et améliorer votre stand pour le prochain congrès où vous exposerez votre technologie. Encore une fois, je comprends votre inquiétude, mais le meilleur moyen d'éviter de futures critiques n'est pas d'effacer mes commentaires, parce que je ne serai probablement pas le seul à réagir comme je l'ai fait, mais plutôt de vous approprier mes remarques, admettre votre erreur, et faire le maximum pour respecter les règles éthiques la prochaine fois. Très heureux d'avoir pu échanger avec vous sur ce sujet. Bien à vous.

Et l'industriel de me répondre :

K. R. a envoyé le message suivant à 18:59 :

- Merci beaucoup. Vous avez raison. Les réseaux sociaux sont un outil capital et si nous devons les utiliser il faut avoir la force d'affronter les débats d'idées et ne pas les stopper. J'apprécie vraiment votre réflexion et vais sans y manquer faire le maximum pour améliorer tout ça.

K. R. n'a jamais reposté mon commentaire original mais a continué de poster de nouvelles vidéos sur le même réseau social avec un succès jamais démenti comme en témoigne le nombre de « likes » qu'elles suscitent. C'est cet événement, qui a conduit à censurer mes commentaires, qui m'a décidé à écrire cet essai.

Au XXIe siècle, les robots chirurgicaux se sont invités dans les blocs opératoires dont ils font sortir progressivement les chirurgiens. Les assistants des opérations chirurgicales sont passés en quelques siècles d'un public tout venant à un personnel spécialisé et autorisé dans un bloc opératoire réglementé.

Les robots vont-ils remplacer les assistants du chirurgien, voire le chirurgien lui-même, si l'on en croit les projets de recherche des agences spatiales qui préparent des vols habités vers Mars et ne veulent pas s'encombrer d'un chirurgien en chair et en os ? En attendant, en forme de boutade : à quand la première « Live Surgery » réalisée par un robot ?

CHAPITRE IV

La « Live Surgery » dans la littérature médicale

« L'auteur étudie le lancement de la tomate qui provoquait la réaction yellante chez la cantatrice et démontre que plusieurs aires de la cervelle étaient impliquées dans la réponse, en particulier le trajet légumier, les nuclei thalameux et le fiçure musicien de l'hémisphère nord. »

Georges Pérec, écrivain, membre de l'Oulipo (1936-1982)

Source : « Cantatrix sopranica L. et autres écrits scientifiques ». *Seuil*, 1991

Si les « Live Surgeries » sont retrouvées comme on l'a vu précédemment dans toutes formes d'art dans le passé, et sur tous les réseaux sociaux et sur certains sites Internet hébergeurs de vidéos dans le présent, on les retrouve également dans la littérature médicale depuis une vingtaine d'années. Lorsque l'on tape les mots « Live Surgery broadcast » ou « Live Surgery event » ou « Live Surgery demonstration » sur le principal moteur de recherche de la littérature médicale, *Pubmed*, on tombe sur une quarantaine d'articles scientifiques traitant du sujet. Alors que certains de ces articles condamnent fermement le principe de la « Live Surgery », que la plupart n'en trouvent aucune vertu pédagogique, et que beaucoup y dénoncent les complications chez les patients opérés dans ces conditions, il est étonnant de constater qu'aucune alerte n'ait jamais été lancée ni vers le grand public ni vers les pouvoirs publics. L'objectif de cet essai aura été atteint s'il parvient à lancer le débat hors de la corporation médicale.

Bien que la médecine ne soit ni un art ni une science, la littérature médicale appartient plutôt à la littérature scientifique qu'à la littérature artistique parce qu'elle utilise le mode de raisonnement et la technique d'écriture scientifiques. Si la science est d'après le philosophe et historien des sciences Michel Blay, né en 1948, « la connaissance claire et certaine de quelque chose, fondée soit sur des principes évidents et des démonstrations, soit sur des raisonnements expérimentaux, ou encore sur l'analyse des sociétés et des faits humains », et si *Pubmed* est le principal moteur de recherche de données bibliographiques de l'ensemble des domaines de spécialisation de la biologie et de la médecine à partir duquel ont été sélectionnés les articles qui étudient la « Live Surgery », plus d'un lecteur sera surpris en constatant avec stupeur qu'aucune étude sérieuse n'est capable de se faire une opinion objective et rationnelle sur la conduite à tenir par rapport à ce mode de communication. L'analyse détaillée de ces quelques dizaines de publications, dites scientifiques, est décevante. Elle révèle l'existence d'un dialogue de sourds où l'opinion des zélateurs comme celle des détracteurs de la « Live Surgery » procède plutôt d'un combat politique que d'une réelle volonté de découvrir la vérité sur ce sujet tabou.

Certains auteurs américains ne manquent pas de culot en usant d'un syllogisme abracadabrantesque pour qualifier la « Live Surgery » d'activité de recherche scientifique[1]. Voyons voir la première prémisse : « La

Commission Belmont de la loi nationale sur la recherche américaine promulguée en 1974 indique que la recherche est une activité destinée à développer ou contribuer à généraliser la connaissance ». Passons à la seconde prémisse : « Une “Live Surgery” diffusée à des centaines de chirurgiens spectateurs à l'occasion d'un congrès international contribue à la connaissance collective ». La conclusion maintenant : « Dans ces conditions, la “Live Surgery” constitue une forme de recherche ». Ce raisonnement sophiste ne doit pas impressionner. Le bon sens doit au contraire ramener à la raison du béotien. Les « Live Surgeries » n'ont rien de scientifique !

- On ne nous dit pas tout !, comme aime à commenter dans *Radio Bistro* l'humoriste Anne Roumanoff née en 1965.

Pour se faire une idée de la quantité de « Live Surgeries » diffusées en direct, sachant que l'une des premières « Live Surgeries » transmises par Internet a été réalisée en 1996[2], il suffit de ne citer qu'un seul congrès, le congrès le plus important d'Europe, qui accueille plus de 10 000 participants par an. Chaque année, une journée entière de « Live Surgery » est organisée, avec plus de 4000 urologistes spectateurs[3]. Imaginez la quantité de « Live Surgeries » réalisée en une année sachant que chaque spécialité chirurgicale régionale, nationale, européenne, américaine, asiatique, internationale organise au moins un congrès par an ! Bien qu'aucune donnée épidémiologique ne soit disponible, on peut l'estimer à des milliers, voire des dizaines de milliers par an sur toute la planète.

Sauf erreur, aucune publication n'a été retrouvée sur le sujet en chirurgie orthopédique et traumatologique, c'est-à-dire de la chirurgie des os et des articulations. Cette spécialité est pourtant pourvoyeuse d'innombrables « Live

Surgeries ». Certes les complications de cette chirurgie sont exceptionnellement fatales, mais elles peuvent avoir des répercussions dramatiques sur la vie quotidienne des patients opérés en cas de mauvaise position d'un implant et tout particulièrement d'une prothèse. Ici, il est plus facile de cacher aux participants d'un congrès observant une « Live Surgery » un problème technique, car les complications n'apparaissent en général que plus tard, des jours, des semaines, voire des mois, après l'intervention.

Dans un premier temps, il faut recenser dans la littérature médicale certains articles qui plaident « pour » puis « contre » les « Live Surgeries ». Ensuite, dans un second temps, il faut analyser d'autres articles qui précisent les décisions des sociétés savantes de réglementer ou d'interdire les « Live Surgeries ». N'ayant ici aucune prétention d'exhaustivité, les articles cités et commentés ont été choisis pour leur maîtrise du sujet. Il y en a bien d'autres consultables sur *Pubmed.*

Certains auteurs plaident en faveur des « Live Surgeries ».

Le taux de complications ne serait pas plus élevé avec les « Live Surgeries », écrivent-ils. Par exemple, pour essayer de démontrer l'innocuité pour le patient des « Live Surgeries » en matière de néphrectomie partielle (ablation d'une partie d'un rein), un article dans le journal *Urology* expliquait qu'il n'y avait pas plus de complications en « Live Surgery » qu'en chirurgie normale[4]. Mais pour tempérer l'enthousiasme de cet article, l'éditeur du journal publia une correction sous forme de commentaire sans appel rappelant que les « Live Surgeries » différées avaient plus de valeur pédagogique que les « Live Surgeries » en direct[5].

En cardiologie interventionnelle, on pointe que les taux de réussite et de complications sont identiques en « Live » ou non « Live »[6]. Toutefois, pour tempérer, des auteurs japonais eux-mêmes avouent du bout des lèvres que les interventions étaient significativement plus longues et plus laborieuses en « Live Surgery ». Une étude menée en Israël a montré que le taux de complications en cardiologie interventionnelle n'était pas augmenté en « Live »[7].

Une autre étude publiée en 2018 à partir de l'expérience de plusieurs pays dont la France a montré que le taux de complications en chirurgie urologique de résection de la prostate n'était pas augmenté en « Live »[8]. Une autre publiée en 2017 également à partir de l'expérience de plusieurs pays a montré que le taux de complications en chirurgie urologique de résection de la prostate assistée par un robot n'était pas augmenté en « Live »[9]. Dans une autre étude, l'auteur alla jusqu'à écrire que le taux de complications serait nettement inférieur avec les « Live Surgeries » et d'en conclure, alors qu'il n'y a aucun rapport, que les « Lives Surgeries » sont d'un apport pédagogique sans conteste[10].

Ben voyons, opérons donc nos patients sur grand écran en technicolor sur TF1 en direct, les patients ne s'en porteront que mieux... Le congrès de laparoscopie et robotique a organisé 197 « Live Surgeries » entre 2004 et 2014 réalisées par 27 chirurgiens experts observées par près de 6000 chirurgiens venus de 65 pays[11]. En tout, 23 complications ont été recensées soit 11,6 %.

Un patient est décédé pendant une « Live Surgery ». Malgré cela, l'article conclut à un taux de complications acceptable. Un patient sur dix avec une complication, un mort sont acceptables aux yeux des organisateurs de ce congrès. Sont-ils des amateurs de snuff movies ? Franchement, de qui se moque-t-on ? La littérature médicale, qui se veut scientifique, n'est sur ce sujet qu'un tissu de contrevérités formulées en dépit du bon sens et complètement irrationnelle.

Dans un sondage soumis aux participants des Rencontres internationales en urologie reconstructrice en 2016 et publié en 2017 dans le *Journal of Urology* par des auteurs allemands, on est confondu par le manque de sérieux scientifique et les conclusions péremptoires en faveur des « Live Surgeries »[12]. Le nombre de participants au congrès n'est pas précisé, le nombre de participants au sondage n'est pas précisé, le nombre de complications chirurgicales n'est pas précisé, etc. Les auteurs ont eu le culot de conclure qu'ils avaient démontré l'importante valeur pédagogique des « Live Surgeries ». Cette publication dite scientifique, comme beaucoup d'autres concernant ce sujet tabou, relève plus de l'affirmation gratuite que de l'objectivité qu'on est en droit d'attendre de chirurgiens cherchant à influencer leurs pairs par leurs découvertes. Ce qui ressort de ces publications, c'est que plus on parle fort plus on est écouté, alors que le chercheur besogneux qui tente de rassembler des données fiables est condamné à errer dans les limbes de *Pubmed*, le site Internet de référence en matière de publications médicales.

Le sommet est atteint par un cador de la chirurgie cardiaque parti en croisade pour la défense des « Live Surgeries », et qui dénigre violemment les rediffusions, qualifiées de « fake », de monde idéalisé, sans futur. Il se justifie par une moquerie :

- Les interventions chirurgicales rediffusées sont embellies, les vidéos commençant invariablement avec par une vue aérienne de l'hôpital et se terminant avec le patient se prélassant sur la plage. Les vidéos préenregistrées sont une illusion[13] !

Certains considèrent qu'ils ont démontré que des étudiants assistant à une « Live Surgery » apprenaient beaucoup plus qu'en visionnant de « simples » vidéos préenregistrées[14]. D'autres ont été plus loin dans un article publié en 2015 où est défendue la valeur pédagogique des « Live Surgeries » pour les urologues et leur innocuité pour les patients[15]. On y parle de cacophonie dans la littérature médicale, et on « croit » à la valeur pédagogique de la « Live Surgery », sans y apporter aucune preuve concrète et objective en se lançant dans une comparaison osée entre chirurgie et cuisine, où l'auteur considérait que la seule application stricte d'une recette de cuisine ne pouvait qu'aboutir qu'à un plat réussi et délicieux.

Pour ma part, je n'hésite pas à affirmer que ce collègue New Yorkais ne doit pas connaître grand-chose à la cuisine et s'il utilise un hamburger-frites de malbouffe américaine pour encenser les « Live Surgeries », qu'il vienne donc dans la cuisine d'un grand chef français (ou américain) pour se rendre compte que son argumentation inconséquente et irrationnelle n'a d'autre conséquence que de le ridiculiser. Demandez donc aux chefs triplement étoilés Emile Jung au *Crocodile* à Strasbourg ou Cristopher Kostow à Meadowood en Californie ! La cuisine est un art aussi complexe et demandeur que la chirurgie. Je me pique de savoir de quoi je parle, curieux de tester tous les jours les incroyables créations culinaires de mon épouse, ancienne élève du centre de formation Alain Ducasse à Argenteuil. La différence est que la santé du consommateur n'est pas entre les mains du chef, sauf en cas d'intoxication alimentaire, bien entendu.

D'autres se contredisent dans la même phrase[16]. Après avoir conclu que les « Live Surgeries » étaient un important outil pour l'apprentissage de la chirurgie, les mêmes reconnaissaient que les « Live Surgeries » rediffusées avaient le même impact pédagogique sans en posséder les inconvénients éthiques. Dans ces conditions, pourquoi continuent-ils à soutenir les « Live Surgeries » ?

Certains auteurs n'hésitent pas à vanter les mérites de la « Live Surgery » en rapportant d'invraisemblables histoires de chasse à faire frémir le chirurgien le plus aguerri. Quant au public non averti, je vous laisse imaginer... On peut ainsi goûter à la jouissance quasi maladive que des auteurs ont éprouvée devant une grave complication peropératoire survenue à un chirurgien thoracique espagnol exerçant en Chine et venu faire une « Live Surgery » en Israël[17]. Au milieu de l'opération un grave saignement apparut qui laissa la trentaine d'observateurs sans voix pendant de longues minutes. Le chirurgien finit par contrôler le saignement et évita la catastrophe de justesse.

Vous voulez vous aussi profiter de l'instant ? Pas de problème, l'article accessible gratuitement contient un code-barre qui vous envoie directement vers la vidéo sans mot de passe où vous pourrez voir le demi-dieu vivant sauver la vie d'un patient en direct. Spectacle garanti ! Mieux, ce même chirurgien espagnol a publié plusieurs articles où il se vante d'avoir réalisé à chaque fois des « Live Surgeries » dans des conditions extrêmes et où ses patients ont plusieurs fois frôlé la mort[18]. Et à chaque fois, Zorro est arrivé pour sauver le pauvre patient sans défense.

Quelle est la valeur pédagogique des aventures de cet Indiana Jones (personnage de fiction aventurier et professeur d'archéologie) de la « Live Surgery » ? Vous rendez-vous compte que des chirurgiens citent parmi les points positifs de la « Live Surgery » que le fait d'assister à un « drame émotionnel » attire beaucoup plus l'attention des chirurgiens en formation qu'une vidéo chirurgicale montée et rediffusée[19] ! Ainsi, il faudrait que les chirurgiens tremblent en observant un expert se dépatouiller pendant une complication pour mieux comprendre et mieux apprendre de nouvelles techniques chirurgicales ? Si la pédagogie chirurgicale se résume à enseigner aux dépens d'un patient dont on attend avec excitation de voir un chirurgien mettre sa vie en danger, il y a lieu de s'inquiéter de l'avenir de la chirurgie.

D'autres auteurs plaident contre les « Live Surgeries ».

Par exemple, pour essayer de démontrer le risque de complications pour la santé des patients au cours des « Live Surgeries », un article affirmait en 2015 que le résultat d'une opération chirurgicale après « Live Surgery » était nettement moins bon que dans des conditions normales[20]. Il allait jusqu'à suggérer fortement que la sélection des patients pour une opération complexe ne respecterait pas des règles élémentaires d'éthique et que certaines complications, parfois mortelles, ne seraient pas divulguées aux spectateurs pendant un congrès. Un article espagnol publié en 2017 rapporte 13 % de complications chez 107 patients[21]. Six patients ont dû être réopérés aussitôt l'intervention terminée et cinq plus longtemps après, dont par un chirurgien différent. Cet article a été critiqué dans une lettre à l'éditeur par un auteur accusant de mélanger des pommes et des oranges, c'est-à-dire mélanger « Live Surgery » réalisée à l'étranger et « Live Surgery » réalisée dans son propre hôpital[22]. Il proposait de payer le voyage au chirurgien expert ainsi qu'à toute son équipe pour mieux se trouver en confiance. Franchement, croyez-vous que les systèmes de santé possèdent un excédent budgétaire suffisant pour s'offrir ce genre de caprice ?

Si l'on en croit certains neurochirurgiens, la « Live Surgery » dans leur discipline ne poserait aucun problème de complication ni problème d'éthique puisqu'ils n'abordent même pas ces aspects pour ne se concentrer que sur l'organisation technique de l'événement[23]. Idem pour des chirurgiens japonais et coréens qui ne jurent que sur la diffusion Internet haut débit de « Live Surgeries » d'un pays à l'autre[24], ou pour des Allemands qui testent un nouveau laser pour réséquer des prostates en direct[25].

Dans un sondage soumis en 2011 à plus de 250 urologistes pendant le Congrès mondial de chirurgie urologique endoscopique, les deux tiers considéraient que les « Live Surgeries » rediffusées étaient de loin meilleures que les « Live Surgeries » directes[26]. Dans un autre sondage soumis en 2008 à plus de 850 ophtalmologistes britanniques, les deux tiers ont répondu qu'il était intéressant et utile de regarder une « Live Surgery » pour diffuser une technique inédite, mais plus de 90 % que le chirurgien expert était placé dans une situation génératrice de grande pression psychologique sans aucun bénéfice pour le patient. Plus des deux tiers ont répondu que le taux de complications pour le patient était supérieur à une situation normale et que la diffusion de vidéos préenregistrées possédait autant de valeur pédagogique[27].

Dans un autre sondage soumis à plus de 200 chirurgiens au cours d'un congrès d'urologie en 2015, les réponses ont été clairement en faveur des « Live Surgeries » rediffusées, tant dans l'intérêt des patients en raison des meilleures conditions dans lesquelles le chirurgien les aurait opérés, mais aussi dans l'intérêt pédagogique en raison du gain de temps, de la pertinence des séquences vidéos sélectionnées, et d'une meilleure interaction chirurgien-expert/chirurgiens-spectateurs[28]. Dans un autre sondage soumis à l'Association américaine de chirurgie génito-urinaire, plus des deux tiers considéraient qu'il fallait réformer les « Live Surgeries »[16].

S'il fallait plus d'arguments contre la « Live Surgery », le risque infectieux en est un capital. Il a été clairement démontré que plus le nombre de personnes circulant dans un bloc opératoire est grand, plus le risque d'infection pour le patient augmente, surtout lorsque des personnes non membres de l'équipe chirurgicale assistent à l'intervention[29]. Lors d'une « Live Surgery », quelle qu'elle soit, de nombreuses personnes se joignent à l'équipe habituelle, ne serait-ce que pour assurer toute la logistique vidéo de la retransmission en direct, introduisant ainsi une augmentation du risque infectieux.

Le non-respect du secret médical en est un autre. Ainsi, dans les *Archives européennes de chirurgie otorhinolaryngologique*, on peut lire en 2016[30] que 15 « Live Surgeries » ont été réalisées en même temps par 15 chirurgiens experts chacun dans son propre hôpital et diffusées en « Live ». Environ 1000 participants se sont connectés depuis l'Europe mais également dans le monde entier. Il est important de noter qu'un public non médical pouvait assister aux opérations, puisque chacun pouvait se connecter avec son propre ordinateur depuis chez lui et qu'il n'y avait aucune possibilité de contrôler qui regardait effectivement les interventions. Il n'y avait donc aucune garantie du respect du secret médical. Les patients eux-mêmes pouvaient revoir leur intervention ainsi que celles des 14 autres.

En se fondant sur tous ces exemples, on peut conclure que non seulement aucune preuve de l'intérêt pédagogique des « Live Surgeries » n'a été apportée, mais encore qu'elles mettent en danger la santé des patients en raison du risque de complications chirurgicales et qu'elles ne respectent pas leur dignité.

Parmi les sociétés savantes qui ont décidé de réglementer la « Live Surgery », on peut trouver sur le site Internet de la Société japonaise de chirurgie cardiovasculaire un guide de bonnes pratiques en matière de « Live Surgery » posté en 2007[31]. Ce guide indique notamment que tout organisateur de « Live Surgery » se doit d'envoyer un rapport à la Société japonaise de chirurgie cardiovasculaire avant et après l'événement. On peut également lire sur ce site Internet qu'entre 2007 et 2012, c'est-à-dire après l'édition de ce guide, pas moins de 33 irrégularités pour non-respect des bonnes pratiques ont été relevées. La plupart des insuffisances restaient d'ordre administratif : retard dans l'annonce de la « Live Surgery », absence de programme imprimé, absence d'approbation par un comité d'éthique local, absence de rapport du déroulement de l'événement, absence d'information sur l'état de santé du patient en postopératoire. En 2012, un accident est survenu pendant la retransmission télévisée d'une « Live Surgery » qui a conduit au décès du patient en direct. Depuis cette date, le guide des bonnes pratiques en matière de « Live Surgery » a été révisé, mais aucune indication ne mentionne si de nouveaux accidents sont survenus. On peut en déduire que s'il est vertueux de rédiger et de diffuser un guide de bonnes pratiques en matière de « Live Surgery », l'exemple de la Société japonaise de chirurgie cardiovasculaire démontre que son application est défaillante. En se fondant sur cet exemple, on peut conclure qu'une société savante est incapable de faire respecter par ses membres les bonnes pratiques qu'elle voudrait leur imposer. Certains auteurs considèrent qu'une autorisation devrait être demandée à l'équivalent français du Conseil départemental de l'ordre des médecins[32].

L'Association européenne d'urologie a également posté sur son site Internet un guide de bonnes pratiques en matière de « Live Surgery »[33] et un article scientifique a été publié en 2014 dans le journal *European Urology*[34]. En préambule, cette société savante indique que la « Live Surgery » est une part importante de la formation chirurgicale, tout en reconnaissant qu'il existe des controverses à propos de leur réelle valeur pédagogique, des risques pour la sécurité des patients, et des conflits d'intérêts divers. Elle explique que la « Live Surgery » est vieille comme le monde et que le terme utilisé par les Anglo-saxons pour désigner le bloc opératoire, « Operating Theater », est probablement lié au fait que les opérations chirurgicales y étaient pratiquées devant un public comme dans un théâtre. Elle prend pourtant clairement parti en faveur des « Live Surgeries » en indiquant que les avancées technologiques n'ont fait qu'améliorer le mode de communication, depuis l'amphithéâtre chirurgical du passé aux « Live Surgeries » du présent transmises dans le monde entier en temps réel, et qu'elles sont utiles pour disséminer les nouveautés à la communauté des urologues. Elle va même jusqu'à dire que les patients auraient de la chance d'être opérés par des experts et que les ablations du rein avec robot donneraient d'aussi bons résultats en chirurgie conventionnelle qu'en « Live Surgery », avec le même taux de complications.

Si l'Association européenne d'urologie considère que les « Live Surgeries » sont utiles à la formation des chirurgiens, qu'elles n'entraînent pas plus de complications, et que les patients devraient se satisfaire d'être opérés par des experts, pourquoi a-t-elle alors décidé de les réglementer ? Elle avoue néanmoins que les « Live Surgeries » posent des questions éthiques et médico-légales, et que les sociétés savantes qui les mettent au programme de leur congrès le font principalement pour augmenter le nombre de participants et par conséquent celui de sponsors qui financent le congrès voire la « Live Surgery » elle-même.

Il ne vous a pas échappé qu'une « Live Surgery » financée par un industriel s'accompagne souvent d'un potentiel conflit d'intérêts et par conséquent fait planer un doute sur la valeur pédagogique de l'événement.

L'Association européenne d'urologie ajoute que nombre de chirurgiens qui la pratiquent le font pour leur autopromotion et que la plupart de ceux qui l'observent le font par voyeurisme. Elle avoue que les « Live Surgeries » rediffusées ont autant de valeurs pédagogiques que les « Live Surgeries » en direct, qu'elles génèrent moins de stress pour le chirurgien, qu'elles permettent de couper les séquences inutiles, de faire des arrêts sur image, et de mieux débattre avec le public. Mais de considérer aussitôt qu'une « Live Surgery » rediffusée manque de réalisme. Finalement, l'Association européenne d'urologie a conclu à l'intérêt des « Live Surgeries », sans jamais l'avoir démontré à aucun moment, et a demandé à ses membres d'appliquer son guide de bonnes pratiques, sans disposer d'aucun moyen de sanctions en cas de manquement.

Cet article publié par l'Association européenne d'urologie dans *European Urology* a fait couler beaucoup d'encre[34]. Le comité de rédaction qui a rédigé le guide de bonnes pratiques en matière de « Live Surgery » en urologie, composé de 24 chirurgiens reconnus dans le monde entier, a été vivement critiqué. Un premier chirurgien s'est gaussé de l'hypocrisie de cet article en publiant une lettre à l'éditeur dans le même journal laissant sous-entendre que cette société savante faisait la promotion de chirurgiens-gladiateurs[35].

L'Association européenne d'urologie répondit à cet empêcheur de tourner en rond en publiant une réponse dans le même journal[36]. Après avoir reconnu qu'il n'y avait aucune preuve de l'intérêt pédagogique des « Live Surgeries », elle lui reprocha de s'être lancé dans une triviale attaque en règle contre son guide de bonnes pratiques. Elle se défendit en affirmant qu'il n'existait pas plus de preuve de l'intérêt pédagogique des « Lives Surgeries » rediffusées que de celles diffusées en direct.

Elle admit qu'il vaudrait mieux exécuter une « Live Surgery » par un expert dans son propre hôpital et la diffuser en direct dans la salle du congrès à l'autre bout du monde, mais que ce n'est techniquement pas possible en raison du décalage horaire. Ainsi, elle sous-entend qu'il vaut mieux que le chirurgien qui opère en direct souffre du décalage horaire, quitte à être moins en forme pour opérer un patient, plutôt que d'imposer ce même décalage horaire aux spectateurs du congrès, qui pourtant eux aussi souffrent du décalage horaire puisque la plupart ont fait le chemin depuis leur pays jusqu'au lieu du congrès. Il est rassurant de noter qu'en France il est interdit à un interne de chirurgie de travailler le lendemain d'une garde parce qu'il ne serait pas en mesure d'assurer ses missions de soins en raison du manque de sommeil. C'est ce qu'on appelle le « repos de sécurité » publié dans le décret du JO du 3 mars 2015[37]. À l'autre bout de la planète, en revanche, il est inquiétant de noter qu'aucune loi n'interdit à un chirurgien d'exécuter une « Live Surgery » après une dizaine d'heures d'avion et un décalage horaire épuisant.

C'est probablement pourquoi un second chirurgien a réagi à l'article princeps en publiant toujours dans le même journal une lettre à l'éditeur dans laquelle il considérait qu'il est préférable de diffuser des « Live Surgeries » par le canal de l'Internet via des e-congrès plutôt que d'imposer à un chirurgien-voyageur de travailler dans des conditions extrêmes[38]. Ce même chirurgien organisa en 2016 12 « Live Surgeries » diffusées en continu pendant vingt-quatre heures sur un site Internet sécurisé vues par plus de 2000 chirurgiens de 79 pays[39]. Les 12 chirurgiens opéraient chacun dans leur propre hôpital avec leur propre équipe. Un troisième chirurgien a également réagi à l'article princeps en publiant toujours dans le même journal une lettre à l'éditeur dans laquelle il plaidait pour l'interdiction pure et simple des « Live Surgeries » dans l'intérêt des patients en raison du risque élevé de complications[40]. En se fondant sur cet exemple, on peut conclure qu'une société savante internationale est incapable de rédiger un guide de bonne pratique consensuel.

De plus nombreuses sociétés savantes encore ont décidé de réglementer les « Live Surgeries » de leur congrès : l'Association américaine de chirurgie thoracique, le Collège américain de cardiologie, la Société américaine d'endoscopie gastro-intestinale, la Société de cardiologie interventionnelle d'Asie-Pacifique, l'Association européenne de chirurgie cardio-thoracique, la Société européenne de cardiologie, la Société du rythme cardiaque, la Société d'interventions et d'angiographie cardiovasculaire, la Société de chirurgie thoracique, et enfin le Collège royal de chirurgie. Aucune société savante française ne figure dans la liste.

Parmi les sociétés savantes qui ont décidé de bannir la « Live Surgery » de leurs congrès, on peut noter la Société japonaise de chirurgie thoracique, la Société japonaise de chirurgie vasculaire, la Société japonaise de chirurgie cardiovasculaire, l'Association japonaise d'urologie, le Collège américain de chirurgie, le Collège américain de chirurgie gynécologique et obstétrique[41]. Ce paragraphe est beaucoup plus court que le précédent parce qu'aucune de ces sociétés savantes n'a publié, sauf erreur, le moindre article scientifique dans la littérature médicale pour faire savoir leur décision de bannissement de la « Live Surgery ». Je n'en ai eu connaissance qu'en le lisant dans d'autres articles qui traitent de la question.

Parmi les sociétés savantes qui n'ont rien décidé, ni de réglementer, ni de bannir, on peut s'étonner qu'aucune société savante de chirurgie orthopédique et traumatologique ou de chirurgie plastique n'a émis la moindre recommandation à propos des « Live Surgeries ». En France, l'Académie nationale de chirurgie (ANC) ne s'est jamais prononcée sur le sujet mais m'a récemment autorisé à envoyer un sondage à tous ses membres et m'a invité à présenter le fruit de mes travaux dans une séance de communication début 2019. Les résultats ne sont pas encore connus à l'heure où cet essai a été imprimé.

Un chirurgien français rappelle avec justesse dans un article publié en 2006 que les modes d'apprentissage des techniques chirurgicales sont allés du discours à l'image en passant par l'écrit, chacun associé à des degrés divers de « vérité chirurgicale »[42]. Autrefois, on pouvait dire « Je le crois parce qu'il l'a dit ». Puis la méthode scientifique passant par-là, on devait lire « Les paroles s'en vont, les écrits restent ». Aujourd'hui, du fait de la puissance des systèmes d'information, l'image est désormais le principal véhicule de communication « Je le crois parce que je l'ai vu ». S'il est indéniable que l'image possède une valeur pédagogique puissante, il n'en demeure pas moins que l'exception de la « Live Surgery » d'un cas complexe opérée par un chirurgien expert observée par un chirurgien non expert sur ce cas une seule fois lors d'un congrès ne peut en aucun cas rivaliser avec l'analyse systématique des résultats d'une grande série de cas où des nuances diverses permettent de s'adapter à chaque situation.

Auparavant on n'hésitait pas à proférer des dogmes aussi mal fondés que dangereux. Ainsi le célèbre Baron Guillaume Dupuytren (1777-1835), chirurgien à l'hôtel Dieu de Paris à la première moitié du XIXe siècle, maître du père de Gustave Flaubert, n'hésitait pas à enseigner à ses élèves cette phrase restée célèbre : « Peu lire, beaucoup voir, beaucoup faire »[43]. En clair, inutile d'ouvrir un livre de chirurgie, il suffit de regarder ses maîtres opérer et s'entraîner sur ses patients. Quant à la phrase de William Halsted (1852-1922), le chirurgien américain de la fin du XIXe siècle qui a inspiré le personnage du docteur John Thackery dans *The Knick*, elle est encore pire : « Voir une fois, faire une fois, enseigner une fois »[44]. En clair, il suffirait d'avoir observé un chirurgien faire une opération une fois pour être capable de la faire soi-même puis de l'enseigner à d'autres. Accepteriez-vous d'être opéré dans ces conditions ? Pourtant ces deux dogmes ont servi de base à la formation de générations de chirurgiens.

Aujourd'hui l'enseignement de la chirurgie a pour leitmotiv un nouveau dogme : « Jamais la première fois sur un patient ». Ce nouveau dogme, édicté début 2012 dans un rapport sur la formation grâce à la simulation par la Haute autorité de santé (HAS) a pour objectif de promouvoir l'édification de centres de simulation chirurgicale. Les jeunes chirurgiens ne doivent plus désormais apprendre sur des patients, mais sur des simulateurs procéduraux, c'est-à-dire des objets issus de l'impression 3D ou des logiciels 3D reproduisant des interventions chirurgicales à la manière de jeux vidéo. Certes ce nouveau dogme, « Jamais la première fois sur un patient », est un objectif vertueux, mais en réalité rien ne remplace ni ne remplacera le compagnonnage dans la formation d'un chirurgien, comme on peut le lire dans un article publié dans les *e-mémoires de l'Académie nationale de chirurgie* :

- Le compagnonnage, à l'origine de l'excellence de la chirurgie « à la française » qui attire tant de fellows étrangers doit être le cœur des avancées en matière de formation[45].

Quoi qu'il en soit, la place de la « Live Surgery » dans l'arsenal pédagogique de la formation des chirurgiens reste à démontrer.

En conclusion, il est étonnant de constater que depuis plusieurs décennies la littérature médicale consacrée aux

« Live Surgeries » est à la fois abondante et incapable d'obtenir un consensus sur la conduite à tenir. La littérature médicale est pourtant unanime pour avouer d'une part qu'il est impossible de démontrer l'intérêt pédagogique des « Live Surgeries », et d'autre part qu'il existe un réel risque pour la santé des patients opérés dans ces conditions. Certaines sociétés savantes ont décidé de les bannir, d'autres de les réglementer, et quelques rares auteurs continuent de les défendre bec et ongles. Quelle que soit l'attitude adoptée par ces sociétés savantes, aucune n'est parvenue à faire respecter ses recommandations. C'est la raison pour laquelle il convient désormais de faire sortir cette question du milieu médical pour l'introduire dans le débat public.

Les pouvoirs publics doivent se saisir de la question.

CHAPITRE V

La « Live Surgery » de la théorie à la pratique

« Monsieur T… R…, chirurgien, ayant égaré une bague de grande valeur, offre une radiographie gratuite à tous les clients qu'il a opérés entre le 1er et 25 février. »

Pierre Dac, humoriste et comédien (1893-1975)

Source : *L'os à moelle*, n° 43, vendredi 3 mars 1939

Ce chapitre en forme de confession est le triste fruit de mon expérience personnelle. Oui, moi aussi, j'ai commis des « Live Surgeries » et oui, je le regrette. Bien que les patients que j'ai opérés dans ces conditions difficiles n'aient pas été victimes de complications définitives, j'ai frôlé la catastrophe à plusieurs reprises. Je ne veux revivre ce cauchemar pour rien au monde. Bien qu'inspirés en partie de faits réels, les personnages et situations décrits dans les deux nouvelles ci-dessous sont purement fictifs.

Cauchemar en salle d'opération

Il était une fois un chirurgien très connu dans un pays très développé et très lointain, dont je ne maîtrisais pas du tout la langue maternelle, et qui m'envoya un jour une invitation par courriel à participer au congrès international qu'il allait présider six mois plus tard. Je l'avais déjà rencontré par deux fois, d'abord aux USA, ensuite en Asie. Il avait lu un article que j'avais publié quelques mois auparavant dans un journal de chirurgie américain qui décrivait ma technique personnelle de pose de prothèse par une mini incision. Il avait dû être séduit par la petite taille de la cicatrice, et voulait s'assurer que je ne racontais pas de blagues dans cet article difficile à croire. Lors du dernier congrès mondial en Asie consacré aux prothèses, entre deux séances de communications orales, il m'interpela dans le couloir pendant une pause-café et me proposa d'aller prendre un verre pour en discuter. Il m'a cuisiné pendant plus d'une demi-heure. Il voulait tout savoir, comment était-ce possible de faire une incision de la peau plus petite que la taille de la prothèse, comment se procurer les instruments spécifiques à la pose de la prothèse, et surtout comment avoir accès à cette fameuse nouvelle prothèse qui n'était pas disponible dans son pays. Après lui avoir donné les coordonnées du fabricant afin de le contacter et l'avoir convaincu de l'intérêt de la technique mini invasive, il a dû se dire que ce serait chic de me faire venir pour en parler à son congrès. Ça donnerait un peu plus de piquant au programme scientifique. Tous les organisateurs de congrès sont à la recherche de nouveautés. Ça attire les participants et par conséquent les sponsors. Il y va de l'équilibre budgétaire des congrès et de la réputation de ceux qui les président.

Le fil de courriels suivant se déroule en anglais, ce qui explique en partie le tutoiement. En partie seulement, parce que le tutoiement est aussi très souvent de mise en français entre confrères, même s'ils ne se connaissent pas. C'est un tutoiement professionnel, qui ne préjuge en rien de la nature de la relation. L'utilisation du prénom aussi, surtout aux USA, style-genre-cool, faussement décontracté. On se tape sur l'épaule, on se fait un « câlin », mais cela ne signifie pas que l'on se considère comme des amis. L'histoire commença ainsi :

De : bistor@gmal.com
Envoyé : mercredi 21 mars 2008 16:49
À : LEVEXPIPI Paul Henri
Objet : Congrès de Chirurgie
Salut Paul Henri,
J'organise un congrès de chirurgie début 2009 dans ma ville. Il y aura un millier de participants venus du monde entier !
Pendant le congrès, il y aura trois Live Surgeries, réalisées par un américain, le Pr Adams de New York, un asiatique le Dr Yamamoto de Tokyo, et un européen, toi. Je t'ai choisi pour faire la démonstration de ta technique de prothèse par une incision mini invasive. L'hôpital où tu opéreras le patient est situé tout près du palais des congrès. J'espère que ton agenda te permettra d'y assister !
Cordialement,
John

Forcément, venant du professeur John Bistor, pointure mondiale de la chirurgie des prothèses, une invitation de ce type ne se refuse pas. J'étais flatté. Très vite, j'ai réalisé que j'ignorais tout des conditions d'exécution de cette « Live Surgery ». Je lui répondis par retour de courriel, bien décidé à en savoir plus :

De : paul-henri.levexpipi@gmal.fr
Envoyé : mercredi 22 mars 2008 12:36
À : BISTOR John
Objet : RE: Congrès de Chirurgie
Salut John,
Je suis très honoré pour ton invitation que je m'empresse d'accepter avec grand plaisir !

Peux-tu m'en dire un peu plus sur les conditions de la Live Surgery ?
As-tu contacté le fabricant de la prothèse ?
Pourrait-il la livrer bien avant le congrès ?
Bien à toi,
Paul Henri

Il fallut patienter une semaine avant d'obtenir cette réponse laconique :

De : bistor@gmal.com
Envoyé : mercredi 29 mars 2008 08:17
À : LEVEXPIPI Paul Henri
Objet : RE: RE: Congrès de Chirurgie
Salut Paul Henri,
Merci infiniment d'avoir accepté mon invitation !
Ne t'inquiète pas, j'ai l'habitude d'organiser des Live Surgeries. Tout va bien se passer.
Je me réjouis de t'avoir avec nous très bientôt !
Cordialement,
John

Ce courriel me laissa un peu (beaucoup) sur ma faim, mais n'osant pas renchérir je ne demandai pas plus d'explications. Et de me lancer immédiatement dans la préparation de la logistique du congrès. Un congrès ça coûte cher, surtout à l'autre bout de la planète. Pour limiter les frais, je réservai dans la foulée mon billet d'avion et mon inscription au congrès. L'hôtel, c'est Bistor qui l'a réservé. C'est déjà ça de gagné. Puis j'oubliais, ou plutôt je refoulais. Les jours passaient, les semaines avançaient, les mois filaient. Puis Bistor réapparut peu de temps avant le congrès :

De : bistor@gmal.com
Envoyé : mercredi 20 décembre 2008 12:12
À : LEVEXPIPI Paul Henri
Objet : RE: RE: RE: Congrès de Chirurgie
Salut Paul Henri,
J'espère que tout va bien pour toi !
On compte sur toi pour le congrès…
Cordialement,
John

Cette fois je commençais de m'inquiéter. Dans quel hôpital allais-je opérer ? Quel patient ? Quelle équipe ? Pourrais-je l'examiner avant ? Pourrais-je m'assurer que le patient nécessitait bien la pose d'une prothèse et pas une autre opération ? Était-il d'accord pour que ce soit moi qui l'opère ? La prothèse arrivera-t-elle à temps à bon port ? Je répondis malgré tout au professeur Bistor que j'étais prêt.

Quelques jours plus tard, après dix heures d'avion et sept heures de décalage horaire, je passe la police des frontières (trente-cinq minutes d'attente), récupère ma valise (quinze minutes d'attente) et puis la douane de l'aéroport (cinq minutes d'attente). Je fais la queue au couloir des taxis (une très longue demi-heure), et enfin mon tour arrive. Je suis épuisé et j'ai faim. Une heure de route dans les embouteillages, une chaleur à crever, le chauffeur qui fume et laisse la fenêtre ouverte, croyant me faire plaisir en dégageant la fumée à l'extérieur, alors qu'il ne fait rien d'autre qu'aspirer les effluves des pots d'échappement. J'étouffe. Bistor a réservé aux trois Very Important Persons (VIP) (Adams, Yamamoto, et moi) un hôtel luxueux. Arrivé à l'hôtel, je dois faire encore la queue à l'accueil pour enregistrer (quinze minutes), remplir deux pages de formulaires avant de récupérer la clé de ma chambre. Je me sens sale. Il faut vite prendre une douche. Enfin, je me sens propre, mais vidé. Les vêtements sont jetés précipitamment dans le dressing. Heureusement que le congrès ne commence que demain. J'ai du temps devant moi. L'ordinateur est branché, allumé, connecté : yes, la wifi fonctionne ! Heureusement que j'ai pensé à emporter un adaptateur électrique, sinon c'était cuit pour mon topo. Je me récite encore une fois ma présentation *Powerpoint* mille fois répétée avant, pour me rassurer. C'est bon, j'assure ! La conscience tranquille, il ne reste plus qu'à aller me balader en ville. Il est trop tôt pour dormir. Pas trop loin, car le quartier n'est pas sûr, m'a dit le concierge :

- Allez au centre-ville voir la grand-place. Il y a plein de boutiques et les plus fameux monuments du pays.

Après deux heures de promenade au hasard, sentant le décalage horaire m'envahir, je me dirige vers l'hôtel. Je n'ai rencontré aucun congressiste connu, alors plutôt que de me retrouver seul au restaurant, je monte dans ma chambre et commande un club sandwich au room service. Il n'est pas encore très tard, mais le soleil est déjà couché. La fatigue me gagne. J'avale un comprimé de mélatonine. Il paraît que c'est efficace contre les effets du décalage horaire. Puis je m'assoupis au bout de quelques minutes, un peu angoissé à l'idée du lendemain. La nuit est de courte durée. Deux heures après, les yeux grands ouverts, je déambule dans la chambre en long en large et en travers jusqu'au petit matin. L'angoisse et le décalage horaires ont eu raison de mon sommeil…

Après un petit-déj consistant, en prévision d'un déjeuner frugal (les déjeuners sur les congrès sont généralement des sandwiches dégueulasses), je retourne dans la chambre pour emporter la clé USB où j'ai stocké mon *Powerpoint*, puis je rejoins mes collègues Adams et Yamamoto dans le hall de l'hôtel où un chauffeur nous attend. Nous avons largement le temps de faire connaissance durant un trajet d'une demi-heure avant d'arriver sur les lieux du congrès. Adams est sûr de lui. Forcément, il est américain... Il a déjà 15 « Live Surgeries » à son actif ! Il avoue avoir rencontré à deux ou trois reprises quelques minimes problèmes techniques pendant des « Live Surgeries », mais rien de grave. En tout cas, il n'a jamais eu de retour négatif. Bon c'est vrai, il n'a jamais cherché à savoir si les patients qu'il avait opérés en « Live Surgeries » allaient bien, mais personne ne lui a jamais dit qu'ils allaient mal. Donc ils vont bien. Circulez, y a rien à voir ! Quant à Yamamoto, impossible de lui tirer vers du nez. Silence absolu. Tabou... Tout ça ne me rassure pas. On arrive au palais des congrès.

Une hôtesse d'accueil nous emmène dans la salle de préprojection, une pièce truffée d'informatique, s'assure que nous avons bien tous les trois nos présentations *Powerpoint* sur une clé *USB*. Un informaticien prend le relai, et vérifie que nos vidéos fonctionnent bien sur le réseau du palais des congrès. L'hôtesse nous prie ensuite de la suivre jusque dans l'immense amphithéâtre où nous attend le Pr Bistor et près d'un millier de chirurgiens. Adams fait d'abord son topo, très à l'aise, parle fort, lance quelques blagues, faire rire le public. Il est applaudi très fort. Yamamoto enchaîne, un peu gauche, puis c'est mon tour. Ça va. Pas trop mal. J'assure. Les doigts se lèvent pour poser des questions. Bistor les arrête tout de suite, explique que les « Live Surgeries » vont bientôt commencer et que toutes les questions pourront être posées aux trois chirurgiens opérateurs en même temps pendant les opérations. La régie a tout prévu. Les trois « Live Surgeries » seront filmées par trois équipes audiovisuelles. Bistor pourra retransmettre sur l'écran de l'amphithéâtre les trois « Live Surgeries » simultanément ou successivement, selon son bon vouloir. Nous devons tous les trois poser une prothèse, chacun avec sa propre technique. Il y a comme de la compétition dans l'air, et le public s'en délecte déjà. Qui s'en sortira le mieux ?

Une infirmière nous demande de la suivre au bloc opératoire. Après avoir échangé les costumes cravates pour des tenues de bloc, chacun des trois chirurgiens pénètre dans la salle d'opération qui lui a été attribuée. Je n'ai pas vu le patient avant l'opération. Trop tard, il est déjà anesthésié. Une anesthésie générale, comme ça il ne saura rien de ce qui se trame. Ni vu ni connu. Je sais simplement que je dois lui poser une prothèse. Après une courte présentation de l'équipe opératoire composée de l'anesthésiste, d'une infirmière instrumentiste, d'un jeune interne en chirurgie et d'une infirmière circulante, on m'indique d'un geste qu'il est temps de commencer. Manque de chance, personne dans l'équipe ne parle anglais. Impossible de communiquer entre nous. Les seules personnes avec qui je peux échanger sont les participants au congrès, à distance, par le biais d'un micro-casque-audio dont j'ai été équipé juste avant de commencer. Je comprends très vite que le public n'est pas là pour m'aider. Il est là pour voir le toréro, ou le taureau, selon le déroulement de la « Live Surgery »... Car je suis bien dans l'arène, seul au monde entouré d'une équipe qui fait de son mieux mais ne peut rien faire pour me sortir d'affaire. Il va falloir assurer grave ! L'instrumentiste déballe sur la table les instruments un à un, les installe consciencieusement dans un ordre bizarre. On apporte enfin la boîte stérile contenant la prothèse et le matériel nécessaire à la pose. Oops, ce n'est pas la prothèse que j'utilise habituellement. Bistor m'a piégé. Il est trop tard pour faire marche arrière. Je connais un peu cette prothèse pour l'avoir vue dans des présentations au cours de certains congrès, aperçue sur le stand du fabricant dans le hall d'exposition des sponsors dans d'autres congrès. Mais je ne l'ai jamais posée. Il va falloir improviser. J'indique d'un geste de l'index à l'infirmière circulante de gonfler le garrot pour chasser le sang du membre à opérer, en supposant qu'elle connaît la pression à laquelle il faut le régler. Je montre le bistouri du doigt, l'instrumentiste me le tend, je l'attrape, et c'est parti. Je lance :

- Incision ! pour prévenir l'anesthésiste que l'intervention commence, mais il ne comprend pas. Tant pis. C'est parti. Ça saigne. Ça saigne beaucoup. Ça saigne trop. Dès le départ. Ça commence mal... Le garrot n'est peut-être pas assez serré. Pas le temps de vérifier. On cautérise les vaisseaux qui saignent en jet au bistouri électrique. On applique des compresses humides, on gesticule pour faire comprendre qu'on doit gonfler le garrot plus fort. Ce qui est fait au bout de quelques minutes. Enfin, le saignement se calme et l'intervention peut reprendre. À chaque instant, il faut se concentrer pour se faire comprendre de l'équipe du bloc opératoire pour réaliser au mieux l'opération, du public dans l'amphithéâtre pour comprendre les questions et y répondre, le tout dans un anglais aussi approximatif que le mien puisque le public est international. Forcément, la fatigue du décalage horaire et de la nuit blanche de la veille aidant, à un moment ou à un autre, une erreur va être commise. C'est fatal. La pression monte et les questions du public fusent :

- Hey Paul Henri ! Pourquoi as-tu incisé la peau sur une si longue distance, contrairement à ce que tu as pourtant écrit dans ton article ?

Je ne peux pas dire que je n'ai pas la bonne prothèse, que Bistor n'a pas respecté sa promesse de faire venir ma prothèse dans son pays, que je n'ai pas d'autre choix que d'ouvrir la peau en grand. Bistor serait furieux. Alors j'explique que ma technique ne s'applique qu'à des cas particuliers, chez des patients maigres et que celui-là est obèse et rend la dissection impossible avec une petite incision. Je mens. Pas le choix. Silence dans la salle. J'ai l'air d'un idiot.

- Hey Paul Henry ! C'est normal que tu mettes les vis de la partie supérieure de la prothèse sur la partie inférieure et vice-versa ?

Oops. L'infirmière instrumentiste ne connaît pas non plus la prothèse. Pourtant c'est son rôle de veiller à ce qu'aucune erreur ne soit commise avec le matériel. C'est elle qui l'a préparé. Mais elle me laisse faire sans broncher, sans essayer de comprendre qu'il y a un problème avec les vis. Elle semble mal à l'aise, complètement perdue, voire paniquée. Et moi, pendant ce temps-là, je me ridiculise. Je baragouine deux ou trois phrases dans un anglais incompréhensible pour donner le change, prétends que c'est pour mieux fixer la prothèse dans l'os, puis continue sous les regards dubitatifs, les sourcils froncés ou les visages hilares, que j'imagine dans l'amphithéâtre. Quelques minutes après, une autre question :

- Hey Paul Henry ! T'arrive-t-il de mettre du ciment pour fixer la prothèse ?

J'explique que oui, parfois, et que d'ailleurs dans le cas de ce patient c'est indispensable car les vis ne tiennent pas bien dans l'os. Petite pirouette pour essayer de rattraper ma boulette avec les vis… Et de me tourner vers l'infirmière instrumentiste, de lui dire que je veux du ciment chirurgical. Mais impossible de me faire comprendre. J'ai envie de hurler, de lui jeter les instruments à la tête, de me rouler par terre, de foutre le camp et de claquer la porte du bloc opératoire. Mais le temps de garrot, qui ne doit pas dépasser une heure et demie en raison du risque de complications, est déjà à plus de deux heures. À toute vitesse, j'ajoute quelques vis, des broches, et je vérifie visuellement que la prothèse est bien en place et bien stable. Pas le temps de faire une radiographie de contrôle pour s'assurer que tout est OK. La question qui tue ne se fait pas attendre :

- Hey Paul Henry ! Tu ne fais pas de radio pour vérifier si la prothèse est bien axée ?

Je réponds sèchement que jamais, car rien ne remplace l'œil du chirurgien, que ça ne sert à rien de se brûler avec des rayons X. Bref, n'importe quoi. Maintenant, il faut conclure, refermer la peau, mettre un drain, un pansement et ramener le patient dans sa chambre. Je jette mes gants par terre, laisse la jeune interne se débrouiller et je retourne penaud dans l'amphithéâtre.

Adams et Yamamoto sont déjà là, heureux comme des pinsons. Je n'ai pas la moindre idée du déroulement de leurs « Live Surgeries » respectives, probablement très bien à en juger par leur mine radieuse et leur attitude décontractée. Je ne saurai que bien plus tard qu'ils n'ont pas fait mieux que moi. Adams a coupé une artère qu'il a été contraint de ligaturer et Yamamoto un nerf qui a paralysé la jambe de son patient. Un désastre.

Plusieurs mois plus tard, j'ai écrit à Bistor pour avoir des nouvelles de mon patient. Il m'a avoué que le lendemain de l'intervention, le patient s'est plaint de douleurs intenses et que la radiographie avait montré que la prothèse était luxée, déboîtée, démontée. Il l'a réopéré, remis la prothèse en place, et fort heureusement il n'y a pas eu d'infection. Le patient semble aller bien désormais. Une chance dans son malheur…

Un ami qui vous veut du bien

Il était une fois un ami chirurgien d'un pays en voie de développement pas très lointain, vers le sud, juste de l'autre côté de la Méditerranée, dont la population était majoritairement francophone. Cet ami, que je connaissais depuis quinze ans pour l'avoir côtoyé comme condisciple à Paris pendant mon internat, venait régulièrement en France assister aux congrès de chirurgie. C'est à l'occasion du dernier de ces congrès qu'il me proposa de venir régulièrement dans son service pour l'aider à mieux former ses internes en donnant des cours et en opérant quelques patients. Bénévolement bien sûr. Il prendrait en charge les billets d'avion et l'hébergement grâce à une association caritative. C'était tentant. Et pourquoi pas une aventure humanitaire ? Ça manquait à mon curriculum vitae. Banco, lui dis-je sans hésiter, sans même me préoccuper si mon assurance à responsabilité civile professionnelle me couvrait en cas d'incident.

Quelques mois plus tard, après un peu plus de deux heures de vol, j'atterris dans sa ville. Pas de décalage horaire, pas de fatigue. Le paradis ! À la sortie de l'avion, au pied de l'escalier de débarquement des passagers, deux policiers en uniforme m'attendent. Ils me font signe de les accompagner. Bizarre. J'obtempère, un peu inquiet. Nous n'empruntons pas le même chemin que les autres passagers. Surprise ! C'est le circuit des diplomates. La classe ! On me reçoit comme un VIP, en jetant un œil furtif sur mon passeport, pendant qu'un agent s'occupe de mes bagages. Mon ami chirurgien, plaisantant avec les douaniers, m'accueille les bras ouverts. Il connaît tout le monde. Et c'est parti pour un marathon chirurgical. On ne prend pas le temps de souffler. À peine sorti de sa voiture, on se dirige vers son bureau. Mes bagages restent dans la voiture. On ira à l'hôtel plus tard.

Une quarantaine de patients attendent déjà dans le couloir. J'ose un :

- Mais que font-ils là ? dis-je à mon ami
- Ils sont là pour toi mon frère ! répondit-il en souriant
- Ah bon ?

- Ben oui, on va les examiner ensemble, et on décidera lesquels on opérera demain. Au fait, Paul Henri, il faut absolument que tu sélectionnes au moins un patient pour mettre une plaque pour fracture avec un cal vicieux. On a acheté des plaques toutes neuves, mais personne ici ne sait comment les utiliser. C'est l'occasion ou jamais. Je compte sur toi. J'ai promis au directeur de l'hôpital qu'un grand chirurgien français viendrait spécialement pour nous montrer comment les poser. OK ?

- Euh… ben… ouais… d'accord.

La consultation des 40 patients dure deux heures et demie. Tous les dossiers, sans exception, sont incomplets. Manquent des radiographies. Pas de prise de sang, pas de bilan biologique. Certains patients ne parlent pas français et la traduction double le temps de la consultation. Des pathologies incroyables, jamais vues en France depuis l'avant-guerre. Des infections, des malformations, des tumeurs, des paralysies, et… enfin… un cal vicieux d'une ancienne fracture de poignet. Mon ami est aux anges. On va pouvoir tester sa plaque. La consultation se termine sur un bilan éloquent : des 40 patients examinés il ne fallait en retenir que cinq pour des raisons de logistique. C'est le nombre maximum que l'on peut mettre au programme le lendemain. Sur les cinq, deux d'entre eux ont été retenus parce que leur pathologie est complexe et que mon ami veut que ses assistants voient comment on s'y prend en France. Deux autres sont des VIP et franchement auraient très bien pu être opérés par les chirurgiens locaux. Mais voilà, il faut tenir compte des impératifs du pays : la corruption. Je me doute bien que ces deux patients ont dû s'acquitter d'un bakchich pour figurer sur la liste. Mais je ne peux rien dire. Le dernier est le fameux cal vicieux de fracture. Ce patient avait été victime d'un traumatisme quelques mois auparavant et n'avait pas été opéré. Simplement plâtré. Mais la fracture a consolidé en mauvaise position. C'est ce qu'on appelle un cal vicieux en langage chirurgical. Pour remettre les os en bonne position, il faut d'abord recasser l'os et ensuite poser une plaque avec des vis pour le maintenir le temps de la consolidation osseuse, soit environ trois mois. C'est pour cela qu'il ne faut pas faire de mouvements de force après une telle opération pendant cette durée. Ce cal vicieux n'était pas douloureux en lui-même mais la déformation limitait considérablement les mouvements du patient qui était très gêné dans sa vie quotidienne.

En quittant l'hôpital je me sens mal à l'aise. De quel droit avons-nous sélectionné ces cinq patients et pas d'autres qui souffraient plus et auraient mérité des soins plus urgents ? Je ne suis pas chez moi, pas dans mon pays, pas dans mon hôpital. Je suis invité et je ne discute pas. Nous passons une très bonne soirée dans un petit restaurant où tous les produits sont frais, la viande de l'abattoir tout proche, le poisson de la pêche du jour, même les frites sont faites maison. Et les oranges, énormes, juteuses, goûteuses. Un régal !

Le lendemain, après une bonne nuit, je réalise que la douche ne fonctionne pas. Grrr. Je descends dans le hall de l'hôtel. Personne. Je me dirige vers le restaurant de l'hôtel et me plains du problème de la douche.

- Désolé m'sieur, mais c'est la coupure d'eau du matin. Ce soir ça fonctionnera de nouveau. Désolé m'sieur.

Un peu énervé, je ne réponds qu'un OK du bout des lèvres puis rentre dans le restaurant. Mon ami m'y attendait avec quelques collègues. Je lui fais part de mon problème et il me répond en souriant :

- Pas de problème Paul Henri, emmène quelques affaires avec toi et tu prendras ta douche au bloc opératoire. Sûr et certain qu'il n'y aura pas de coupure d'eau.

Je me console en dégustant un fabuleux petit déjeuner. Très sucré, mais très bon. Seul le café est dégueu, brûlé, de mauvaise qualité. Je me jette sur le jus d'orange. Il est déjà huit heures. Faut y aller les gars, il est tard ! Pas de panique, me dit-on, les anesthésistes ne commencent pas avant neuf heures. Tu auras largement le temps de prendre ta douche ! Oops. À quelle heure va-t-on finir ce soir si on commence à opérer si tard ? Pour aller au bloc opératoire, il faut emprunter les escaliers. Trois étages à monter. Je demande :

- Pourquoi ne prend-on pas l'ascenseur, c'est plus facile, non ?

Non, pas possible, il est tombé en panne la semaine dernière. Une patiente du service de maternité avec son bébé dans les bras a ouvert la porte et s'est avancée sans regarder. L'ascenseur n'était pas là. Elle s'est tuée avec le bébé en tombant de cinq étages. On attend les réparations. Voilà pourquoi on prend l'escalier.

Enfin au bloc opératoire. Prendre sa douche à toute vitesse, montrer aux anesthésistes que je suis là, que je compte sur eux pour accélérer parce qu'il y a beaucoup de travail. Erreur. Ça ne changera rien. Faut laisser faire. Se laisser porter par le mouvement. Ça y est le patient est enfin endormi. Une anesthésie générale. Ici, pas d'anesthésie locale. Il n'y a pas le matériel pour le faire. Je songeais en fulminant que c'était un peu lourd, quand même, une anesthésie générale pour ça. Pas le choix, il faut s'adapter. On commence par le cal vicieux, histoire que tout le monde voit comment on utilise la fameuse nouvelle plaque. Et c'est là que la véritable aventure commence, une aventure inoubliable.

Dans un bloc opératoire, il y a des règles d'hygiène et d'asepsie de base à respecter. D'abord, la température dans une salle d'opération ne doit pas être trop élevée, afin de limiter la prolifération des bactéries, diminuer le risque d'infection nosocomiale, c'est-à-dire d'infection attrapée à l'hôpital. Ici, dans le bloc opératoire, en plein été, la température est de 34°C. La climatisation est en panne. Personne n'a l'air de s'en émouvoir. Je ne dis rien. Je transpire à grosses gouttes. Je me dis que ma sueur va tomber sur le patient, dans la zone opératoire, que c'est épouvantable, que c'est criminel. Pas de panique : une infirmière est là pour ça. Son seul travail est d'éponger le front des chirurgiens. Incroyable !

Avant toute opération, le chirurgien doit se laver les mains et se brosser les ongles dans une auge prévue à cet effet, dont les robinets sont équipés de filtres à bactéries. C'est la règle. Une règle universelle, une règle évidente, une règle admise par tous, une règle à laquelle il n'est pas question de se soustraire. Je me dirige vers le lavabo chirurgical et cherche une brosse stérile et un antiseptique pour me préparer les mains. Pas de filtre sur les robinets. Pas de brosses en vue. J'ai beau chercher à droite à gauche, pas de récipient à brosses. Mon ami qui me suit partout m'explique qu'il y a une brosse dans le fond du lavabo. Je lui réponds qu'elle est sale, qu'elle a déjà utilisée, qu'elle traîne dans l'eau stagnante, qu'elle est forcément contaminée. Je ne peux pas m'empêcher de lui dire que si l'hôpital a les moyens d'acheter des plaques une fortune, des plaques que personne n'utilise parce que personne ne sait comment faire pour les poser, l'hôpital doit bien avoir les moyens d'acheter des brosses stériles à quelques centimes d'euros pour qu'on se lave les mains, c'est dingue ! C'est comme ça, on n'y peut rien. Les choix sont faits par la direction et par le chef de service. Je n'insiste pas, attrape la brosse en faisant la moue et me lave les mains avec du simple savon parce que, là encore, pas de produit antiseptique. No comment…

La suite n'est pas plus rassurante. Logiquement, il faut s'habiller avec une blouse stérile, puis enfiler des gants stériles par-dessus les manches. Et là, je n'en reviens pas, pas moins de cinq personnes enfilent une blouse devant moi pour m'assister. Sauf qu'ils enfilent les gants d'abord et que forcément la blouse va se trouver par-dessus les gants, avec un risque de commettre des fautes d'asepsie. Pire, ils nouent le cordon de la blouse eux-mêmes, dans le dos, au risque de déstériliser leurs gants. Habituellement c'est une infirmière non habillée stérilement qui doit nouer ce cordon, l'infirmière de bloc opératoire dite circulante.

Je ne suis pas au bout de mes surprises. À peine l'intervention a-t-elle commencé qu'une quinzaine de chirurgiens, non habillés stérilement, se précipitent sur le champ opératoire, se bousculent pour prendre la meilleure place, se penchent par-dessus mon épaule en me posant mille questions. Je me demande où je suis tombé. Comment les patients font-ils pour ne pas attraper d'infection avec autant de fautes d'asepsie ? J'apprendrai plus tard, en visitant le service d'hospitalisation, qu'en fait… le nombre d'infections était considérable.

Dans ces conditions, où se situe ma responsabilité en cas d'infection d'un patient passé entre mes mains ? Comme beaucoup chirurgiens (voire tous) dans cette situation, je fais l'autruche. L'important est d'assurer la mission que mon ami m'a confiée : opérer pour enseigner mes techniques à ses élèves.

Une fois les invraisemblables conditions d'asepsie acceptées sans broncher ou si peu, il faut désormais affronter les conditions techniques de l'opération chirurgicale elle-même. Et là, je n'étais pas au bout de mes peines. L'incision de la peau se passe sans soucis, puis la dissection des tissus progresse facilement jusqu'à l'os. Tout est prêt pour faire l'ostéotomie, c'est-à-dire recasser l'os où se trouvait la fracture initiale. Je demande une scie pour casser l'os. On m'apporte une énorme scie qui ne peut même pas rentrer par l'incision de la peau. C'est là où on aimerait bien faire appel aux talents de McGyver, bricoleur de génie d'une série télévisée américaine… Bon, OK, on va se débrouiller.

- Qu'on m'apporte une mèche avec un moteur !

L'idée est simple. Il suffit d'utiliser une mèche filetée pour faire un trou dans l'os à l'endroit de l'ostéotomie, puis un deuxième trou à côté, puis un troisième, etc. pour le fragiliser jusqu'à le casser en frappant avec un marteau entre les trous à l'aide d'un ciseau à os, instrument inspiré de l'ébénisterie. Et ça marche ! Je transpire à grosses gouttes et l'infirmière m'éponge le front, mais je suis heureux de m'être sorti d'affaire. Qu'on m'apporte la plaque avec les vis ! Et de voir arriver sur la table d'opération une énorme boîte avec des centaines de vis, des dizaines de plaques et tout autant d'instruments. Comme de bien entendu, je n'ai jamais posé cette plaque et je dois encore improviser. Je me dis qu'une plaque est une plaque. Une plaque est un dispositif médical métallique, en général du titane, perforé de plusieurs trous destinés à recevoir des vis pour la fixer comme une étagère sur un mur. L'étagère c'est la plaque, le mur c'est l'os, et les vis ce sont les vis. Je dois donc la poser à la surface de l'os, de part et d'autre de la zone d'ostéotomie puis la fixer avec des vis. Je la maintiens en position avec des daviers, sortes de serre-joints, bloqués autour de la plaque et de l'os, de sorte que rien ne bouge. L'étape d'après consiste à perforer l'os en regard des trous de la plaque avec la mèche, comme on fait des trous dans du placo-plâtre, puis à verrouiller une vis au moyen d'un tournevis. Une fois la première vis mise en place, on en met une seconde, puis une troisième, etc., afin de remplir tous ou presque tous les trous jusqu'à ce que l'on juge que la plaque maintienne bien l'os coupé en deux par l'ostéotomie. Mécher est un acte délicat. Il faut à la fois appuyer fort sur le moteur chirurgical, sorte de perceuse, et rester précisément dans l'axe, pour éviter d'agrandir le trou, ce qui ne manquerait pas de « foirer » la vis. Tous ceux qui ont déjà posé une étagère contre un mur me comprennent... Sauf qu'ici le moteur qu'on m'apporte est un machin énorme, relié par un fil pneumatique non stérile, que je dois tenir à deux mains tant il pèse lourd. Imaginez la scène ! Un bloc opératoire surchauffé au sens propre et au sens figuré, 15 jeunes chirurgiens penchés sur la scène opératoire, le chirurgien que je suis au milieu de l'arène, portant à bout de bras une énorme perceuse de dix kilos pour faire des trous de deux millimètres de diamètre dans un os au travers d'une plaque que je ne connais pas. Miracle ! Finalement, toutes les vis sont posées et la plaque tient bien. Je me détends un peu, satisfait d'avoir passé cette épreuve sans trop de complications, car le plus dur est fait. Je demande alors de contrôler la position de la plaque et des vis par une radiographie peropératoire. Un seul doute me gagne, l'articulation de bouge pas beaucoup. Et si la plaque était fixée trop près de l'articulation ? Que c'est pour cela que la mobilité de l'articulation est limitée ? L'appareil de radiographie ne vient pas. Je demande encore une fois qu'on me l'apporte. Silence gêné dans la salle.

- Euh... Monsieur le docteur Levexpipi, il faut que l'on vous dise un petit rien. L'appareil de radiographie est utilisé dans une autre salle d'opération par le patron et il en a besoin pendant une heure environ.

- Eh bien ce n'est pas grave. Apportez-m'en un autre.

- Euh... Monsieur le docteur Levexpipi, le problème est que nous n'en avons qu'un.

Alors là je tombe des nues. Un seul appareil de radiographie et pas moyen d'en avoir un autre. Comment faire ? Posons-nous un instant. Reprenons notre souffle. Raisonnons simplement. J'ai un doute, si la mobilité de l'articulation est limitée, c'est que la plaque est trop près de l'articulation. Et hop, en un clin d'œil, je prends la décision, j'enlève la plaque, et je recommence à zéro, je la repositionne plus loin de l'articulation. Toujours avec le même énorme moteur chirurgical, bien entendu. Finalement, une heure après, la mobilité de l'articulation s'améliore et je ferme la peau, en poussant des soupirs de soulagement. Les spectateurs sont contents, ils ont en eu pour leur argent. Façon de parler bien sûr. On fera une radiographie demain, juste pour vérifier…

La journée continue, opération après opération, avec à chaque fois plus d'une heure entre deux opérations. De quoi casser le rythme. Je n'ai pas l'habitude de ces temps morts. Je préfère enchaîner les opérations les unes après les autres, quitte à ne pas déjeuner, ce que font beaucoup de chirurgiens. Il faut comprendre. Chacun ses habitudes. C'est se mettre en difficulté de ne pas respecter son propre rythme. Quand on opère, on est dans un mode de pensée et d'action très particulier. Il faut une préparation mentale, se mettre en condition, comme avant de plonger en apnée. On ne peut pas jouer ou regarder une vidéo sur Internet entre deux plongées. En chirurgie c'est pareil. Il faut enchaîner les opérations. C'est épuisant, mais c'est la méthode la plus efficace pour bien travailler. Rester en phase avec l'action. Ici, non. On prend son temps. On fait plusieurs allers-retours du bloc opératoire au service d'hospitalisation et *vice versa*. On boit un café, on discute, on parle de tout et de rien. Puis la journée opératoire se termine. On va dans une salle de réunion, tous les chirurgiens du service sont là, et même quelques-uns d'hôpitaux de villes voisines, contents d'être là. Et d'enchaîner les conférences d'enseignement sur des techniques mal connues localement jusque tard dans la soirée.

Le lendemain, ce n'est pas sans une certaine appréhension que j'attends qu'on m'apporte la radiographie de contrôle du cal vicieux. Ici, entre chirurgiens, on ne parle pas de patient, on parle de cas. Ici, ce n'est pas le patient, c'est le cal vicieux qui m'intéresse d'abord. C'est naturel. Le chirurgien veut d'abord savoir s'il a bien fait, si le résultat est bon sur le plan technique. Ensuite viendra le contact avec le patient, l'information, les consignes, le pronostic. La radiographie est affichée sur le négatoscope (sorte de table lumineuse sur laquelle on affiche les radiographies pour les étudier). Aïe, c'est un désastre. Certes, le cal vicieux a été bien corrigé, l'ostéotomie faite au bon endroit, la plaque bien maintenue par les vis. Le souci est que la plaque est toujours trop près de l'articulation et qu'elle en bloque automatiquement une bonne partie de la mobilité. Que faire ? Réopérer le patient tout de suite ? Les conditions opératoires ne seront probablement pas meilleures aujourd'hui qu'hier. Le risque d'infection est immense. Je ne veux pas le prendre. Il y a un patient derrière tout ça. Alors je me dis qu'il vaut mieux laisser en l'état, poser un plâtre pour deux mois, ôter la plaque dans deux mois, date à laquelle l'os sera consolidé, et la rééducation devrait faire le reste. C'est la bonne décision, du moins j'essaie de m'en convaincre. Je donne des consignes à l'équipe et demande qu'on me tienne au courant de l'évolution après mon retour en France.

Quelques mois après, je rencontre à nouveau mon ami en France, toujours au même congrès de chirurgie. Forcément je prends des nouvelles de mon patient. Il me dit :

- Tout va bien, j'ai enlevé la plaque moi-même. Le patient a fait sa rééducation. Il est super content !

Mission accomplie. Mais je suis passé à côté d'une catastrophe. Et le patient aussi !

CHAPITRE VI

« Live Surgery » interdiction ou réglementation ?

« Nous avons dit que les lois étaient des institutions particulières et précises du législateur, et les mœurs et les manières des institutions de sa nation en général. De là, il suit que, lorsque l'on veut changer les mœurs et les manières, il ne faut pas les changer par les lois, cela paraîtrait trop tyrannique : il vaut mieux les changer par d'autres mœurs et d'autres manières.

Ainsi, lorsqu'un prince veut faire de grands changements dans sa Nation, il faut qu'il réforme par les lois ce qui est établi par les lois, et qu'il change par les manières ce qui est établi par les manières : et c'est une très mauvaise politique, de changer par les lois ce qui doit être changé par les manières.

La loi qui obligeait les Moscovites à se faire couper la barbe et les habits, et la violence de Pierre Ier qui faisait tailler jusqu'aux genoux les longues robes de ceux qui entraient dans les villes, étaient tyranniques. Il y a des moyens pour empêcher les crimes, ce sont les peines : il y en a pour faire changer les manières, ce sont les exemples. [...]

En général, les peuples sont très attachés à leurs coutumes ; les leur ôter violemment, c'est les rendre malheureux : il ne faut donc pas les changer, mais les engager à les changer eux-mêmes. »

Charles Louis de Secondat, baron de La Brède et de Montesquieu, philosophe et précurseur de la sociologie (1689-1755)

Source : « L'esprit des lois ». *Chez Barillot et Fils*, 1748

Les technologies évoluent, les mœurs changent, les lois suivent. Ce qui était toléré hier ne l'est plus aujourd'hui. Ainsi, les conduites de harcèlement, quelles qu'elles soient, étaient jusqu'à peu autocensurées par les victimes ou passées sous silence par les autorités. On assiste actuellement à un renversement de situation et c'est une bonne chose. La société se transforme. Il en est de même avec la « Live Surgery ». Il faut lancer une alerte pour faire évoluer cette pratique !

Depuis longtemps la question de la légitimité de la « Live Surgery » travaille ma conscience. Un chirurgien a-t-il le droit d'opérer un patient qu'il ne connaît pas et qui ne le connaît pas, dans un bloc opératoire qu'il ne connaît pas, avec une équipe médicale et paramédicale qu'il ne connaît pas et dont parfois il ne parle pas la langue, avec du matériel qu'il ne connaît pas, sans garantie que son assurance responsabilité civile professionnelle le couvre en cas d'accident ? Cette situation caricaturale n'est pas rare. De nombreux chirurgiens de toutes spécialités dans le monde entier l'ont expérimentée. Elle met en danger les patients et les chirurgiens. Tout ça pour quoi ? Parce qu'il existe une pression du système pour montrer ses muscles dans une espèce de show-business chirurgical. Cela doit cesser.

Faut-il faire intervenir les pouvoirs publics et/ou le Conseil de l'ordre des médecins pour faire appliquer les recommandations formulées par les sociétés savantes en matière de « Live Surgery » ? Faut-il au contraire les interdire ? Le débat est lancé. Il a déjà commencé dans le journal *European Urology* comme on l'a vu précédemment. Il doit sortir dans le grand public et aboutir à un nouvel article dans la loi portant réforme de l'hôpital et relative aux patients, à la santé et aux territoires pour répondre au moins aux deux questions suivantes :

- Faut-il interdire ou réglementer la « Live Surgery » ?
- Comment faire appliquer l'interdiction ou la réglementation ?

Faut-il interdire ou réglementer la « Live Surgery » ? Je ne veux ni ne peux ni ne dois répondre à la question dans cet essai, puisque je souhaite ouvrir un débat dans l'opinion publique.

Si les pouvoirs publics se prononcent pour l'interdiction, il n'y a rien à ajouter. C'est facile. C'est interdit, basta.

En revanche, s'ils se prononcent pour la réglementation, il convient de définir des règles précises. Et là, ça devient compliqué. Faut-il éditer des règles européennes ou nationales, des règles pour toute la chirurgie ou pour chaque spécialité, des règles générales quel que soit l'endroit où est réalisée la « Live Surgery » ou spécifiques selon qu'elle est réalisée par un chirurgien dans son propre hôpital ou dans un autre hôpital voire à l'étranger ? Étant donné cette complexité, un long processus décisionnel doit se mettre en marche pour parvenir à une décision institutionnelle cohérente et exhaustive.

Puisque j'ai décidé de ne formuler aucune réponse, je vais me contenter de poser des questions, de multiples questions, de dizaines de questions en vrac, sans hiérarchie, sans logique. Ces questions, inspirées de recommandations déjà éditées par plusieurs sociétés savantes, pourront servir de base pour une réflexion collégiale destinée à rédiger un guide de recommandations en vue d'organiser une « Live Surgery ». Les voici :

Quelle qualité un chirurgien doit-il posséder pour être autorisé à réaliser une « Live Surgery » ? N'importe quel chirurgien possédant un diplôme de sa spécialité ? Un chirurgien reconnu par ses pairs pour sa maîtrise de l'intervention qu'il doit réaliser ? Un chirurgien qui a déjà réalisé de nombreuses fois la même intervention ? Où la « Live Surgery » doit-elle être réalisée ? N'importe où dans n'importe quel pays ? Dans le pays d'origine du chirurgien expert ? Uniquement dans l'hôpital du chirurgien expert ? Le chirurgien qui effectue une « Live Surgery » doit-il opérer gratuitement ou peut-il recevoir des honoraires ? Faut-il vérifier que le chirurgien expert qui va réaliser la « Live Surgery » est couvert par son assurance responsabilité civile professionnelle ? L'hôpital qui organise la « Live Surgery » doit-il prendre une assurance spécifique avant l'événement ? Le patient doit-il être informé que le chirurgien qui va l'opérer est un chirurgien qu'il ne connaît pas ? Le patient doit-il rencontrer le chirurgien expert avant l'intervention ? Le patient doit-il signer un consentement éclairé stipulant qu'il est informé qu'il sera opéré par un chirurgien étranger ? Quels types de « Live Surgery » peut-on autoriser ? Des opérations standards ou des opérations complexes ou nouvelles ? La sélection des patients reflète-t-elle les objectifs pédagogiques du congrès ? Le chirurgien expert doit-il examiner le patient d'abord et confirmer que l'indication chirurgicale a été bien posée par son collègue local ? Si ce n'est pas le cas, faut-il annuler la « Live Surgery » ? Qui décide ? Faut-il demander aux patients la permission de les opérer longtemps à l'avance ? Qu'adviendrait-il si un patient refuse ? Encourt-il des sanctions de la part du chirurgien qui programme la « Live Surgery », par exemple en repoussant son opération à une date plus tardive alors que son état de santé requiert une date rapide ? Si un patient accepte d'être opéré pendant une « Live Surgery », et qu'elle est programmée très longtemps à l'avance, ce délai risque-t-il d'entraîner un préjudice sur l'évolution de la pathologie que présente ce patient ? Faut-il programmer plusieurs patients avant une « Live Surgery » pour compenser une éventuelle défection de l'un d'entre eux à la dernière minute ? Concernant la préparation de l'intervention, faut-il exiger du chirurgien qu'il prépare bien en amont la liste d'instruments et d'implants qu'il souhaite utiliser ? Doit-il exiger de faire une simulation d'intervention avec les infirmières de bloc opératoire et les assistants de chirurgie, voire avec le patient ? Il peut advenir que le chirurgien expert invité à pratiquer une « Live Surgery » doive travailler avec une équipe de médecins anesthésistes, d'assistants et d'infirmières dont il ne maîtrise pas la langue. Faut-il prévoir d'introduire un interprète au bloc opératoire ? Faut-il interdire cette situation source de confusion en cas d'apparition d'une complication ? Les assistants doivent-ils être sélectionnés avant la « Live Surgery » pour s'assurer que la communication passera bien avec le chirurgien expert invité et que leur niveau d'expérience est suffisant ? Le chirurgien expert invité et les organisateurs du congrès doivent-ils démontrer que la « Live Surgery » qu'ils ont programmée présente une réelle valeur pédagogique pour les participants qui vont l'observer ? Si oui, sur quels critères ? Les médecins anesthésistes doivent-ils être impliqués dans la préparation de la « Live Surgery » ? Concernant la planification préopératoire, le chirurgien expert invité doit-il avoir connaissance du dossier médical complet du patient longtemps à l'avance ? Doit-il échanger avec le chirurgien local pour confirmer l'indication chirurgicale ? Le chirurgien expert invité peut-il à la dernière minute se réserver le droit d'annuler la « Live Surgery », quelle qu'en soit la raison ? Dans ce cas, faut-il prévoir de changer le programme du congrès à la dernière minute par une session de remplacement ? Peut-on autoriser un chirurgien expert invité à sortir de l'avion et opérer dans la foulée un patient ? Faut-il exiger un délai pour lui laisser le temps de récupérer du décalage horaire et de s'acclimater au nouveau bloc opératoire et à sa nouvelle équipe ? Et si oui, combien de jours ? Le chirurgien expert invité doit-il signer un formulaire d'autorisation d'opérer édité par l'hôpital qui le reçoit ? Le patient doit-il signifier son consentement clairement à l'auditoire au moment de débuter l'opération, juste avant l'anesthésie ? Le patient peut-il décider à n'importe quel moment du processus de préparation puis de réalisation de la « Live Surgery » de retirer son consentement ? Le chirurgien expert invité et le patient doivent-ils se rencontrer la veille de l'intervention dans un environnement calme pour confirmer d'un commun accord de se faire confiance mutuellement ? Faut-il préparer une check-list spéciale « Live Surgery » vérifiée par l'ensemble du personnel du bloc opératoire et redéfinir une dernière fois le rôle de chacun avant l'intervention ? Pour éviter d'encombrer la salle d'opération, faut-il s'assurer que le personnel non indispensable et le matériel inutile ne soient pas présents pendant l'événement ? Les éventuels industriels qui financeraient l'événement sont-ils autorisés à assister à la « Live Surgery » en salle d'opération et si oui, l'hôpital doit-il leur faire signer une charte ? La « Live Surgery » est bien entendu retransmise en direct via un système vidéo, mais faut-il conserver un enregistrement vidéo pour le visionner plus tard, soit systématiquement pour vérifier que les recommandations ont bien été respectées, soit au cas par cas si un incident ou un accident venait à apparaître ? Que faire en cas de problème technique en cours d'intervention empêchant la retransmission dans l'auditorium où les participants au congrès observent la « Live Surgery » ? Faut-il attendre que le problème technique soit résolu au risque d'allonger la durée opératoire, faut-il annuler la « Live Surgery » ou faut-il continuer comme si de rien n'était ? À côté du chirurgien expert invité, serait-ce utile de rendre obligatoire la présence d'un autre chirurgien, « avocat » du patient, dont le seul rôle serait de veiller à ce que le déroulement de la « Live Surgery » ne mette pas en danger la santé de ce patient ? Ce chirurgien « avocat » du patient devrait-il avoir le pouvoir absolu d'interrompre à tout moment la retransmission en cas de problème pour relâcher la pression psychologique qui pèse sur le chirurgien expert invité et lui permettre de gérer ce problème en toute quiétude, comme lors d'une intervention chirurgicale « normale » ? À côté du chirurgien expert invité et du chirurgien « avocat » du patient, serait-il utile de rendre obligatoire la présence d'un autre chirurgien, « modérateur », dont le seul rôle serait de communiquer à distance avec les participants au congrès restés dans l'auditorium ? Ce chirurgien « modérateur » serait l'unique interlocuteur répondant aux questions des participants, libérant ainsi le chirurgien expert invité de cette pression psychologique. Il filtrerait les questions sans objet, expliquerait les étapes importantes de l'intervention, aidant ainsi le chirurgien expert invité à enseigner, développerait les difficultés rencontrées, ferait baisser la pression psychologique dans la salle d'opération, faciliterait la concentration de l'opérateur, appréhenderait les moments difficiles de l'intervention chirurgicale, déciderait d'interrompre la retransmission pour permettre au chirurgien expert invité de gérer toute complication éventuelle. S'il n'est pas possible de faire intervenir un chirurgien « modérateur », doit-on interdire les questions au chirurgien expert invité qui pourrait se contenter que de commenter ses propres gestes techniques ? Faut-il également un modérateur dans l'auditorium qui lui aussi filtrerait les questions pour éviter de déconcentrer l'opérateur et donner la parole successivement et dans le calme à chacun des participants qui souhaite poser une question ? Qui doit s'assurer que le secret médical sera respecté et que les observateurs de la « Live Surgery » seront bien des médecins concernés et seulement des médecins ? Le nombre de participants observant une « Live Surgery » doit-il être limité et si oui à combien ? Comment la dignité et l'intimité du patient seront-elles préservées ? Le patient doit-il être informé de la quantité et de la qualité des participants au congrès qui vont observer son intervention chirurgicale ? Peut-on autoriser la diffusion de « Live Surgeries » au grand public par le biais d'émission de télévision, de site Internet ou de réseaux sociaux ? Doit-on informer le patient que le risque de complications per et postopératoires est plus grand lors d'une « Live Surgery » que lors d'une chirurgie « normale » ? Comment s'assurer que le positionnement de la ou des caméras vidéos ne perturberont pas l'opérateur parce que pour des raisons techniques elles l'obligeraient à trouver une position de ses mains inhabituelle ou de prendre conscience à chaque instance que sa tête doit s'écarter du champ opératoire pour libérer le champ de vision ? Parce que l'organisation d'une « Live Surgery » est un événement dont la durée doit être maîtrisée en raison des contraintes de temps de la diffusion, n'existe-t-il pas une pression psychologique supplémentaire qui s'exercerait sur le chirurgien expert invité dont le rythme opératoire devrait s'accélérer ? Est-ce acceptable ? Concernant les soins postopératoires, un personnel médical et paramédical dédié devrait-il être désigné pour réagir en cas de complications vingt-quatre heures sur vingt-quatre pendant les quelques jours suivant l'intervention ? Combien de temps le patient doit-il rester hospitalisé ? Le suivi du patient jusqu'à la guérison doit-il être placé sous la direction et la responsabilité du chirurgien local selon le protocole de l'hôpital local ? Le chirurgien expert invité retourné dans son hôpital doit-il être informé régulièrement du devenir du patient qu'il a opéré ? Si oui, comment ? Doit-il prendre des décisions à distance si l'évolution n'est pas favorable ? Un projet de « Live Surgery » doit-il être envoyé à une instance de régulation ? Si oui laquelle ? Une fois la « Live Surgery » terminée, faut-il rédiger un rapport à faire parvenir à qui ? Sachant que la plupart des complications d'une « Live Surgery » surviennent dans les jours suivants, faut-il envoyer ce rapport à tous les participants du congrès qui ne sont habituellement jamais tenus informés des suites ? Et à quelle date considérer que le rapport doit se terminer ? Ce rapport doit-il mentionner toute l'évolution du patient ou seulement les complications ? L'instance de régulation doit-elle tenir un registre national, international de toutes les « Live Surgeries » à des fins de recherche et/ou de sanction en cas de manquement ? Une mise à jour régulière du guide de recommandations doit-elle être réalisée ? Par qui ? À quel rythme ? Faut-il faire participer les associations de patients à ce processus ?

On le voit, ces multiples questions rendent l'exercice de rédaction d'un guide de recommandations en matière de « Live Surgery » complexe et nécessairement imparfait. Il n'en demeure pas moins qu'il est indispensable.

Comment faire appliquer l'interdiction ou la réglementation ?

Les sociétés savantes constituent-elles le bon niveau exécutif ? S'il est clair que les sociétés savantes sont les mieux placées pour édicter des règles, l'expérience prouve que leurs moyens de les faire respecter sont inefficaces. Le Conseil national ou les Conseils départementaux de l'ordre des médecins constituent-ils le bon niveau exécutif ? Il est clair qu'ils ont les moyens de sanctionner les contrevenants en prononçant des blâmes voire des interdictions d'exercice. Les instances de la République ? Les Agences régionales de santé (ARS) n'ont ni la légitimité de rédiger des recommandations médicales ni la légitimité de sanctionner des médecins pour manquement à leurs devoirs. Les tribunaux peuvent être saisis individuellement par un patient victime de complication médicale ou de violation de secret médical mais cela ne résout pas le problème dans sa globalité.

Là encore, il ne m'appartient pas de décider mais de proposer des pistes de réflexion.

CONCLUSION

« Discontent is the first step in the progress of a man or a nation. »

« Le mécontentement est la première étape dans la progression d'un homme ou une nation. »

Oscar Wilde, écrivain (1854-1900)

Source : « Une Femme sans Importance ». *Denoël*, 1893 (deux ans avant son emprisonnement)

Les chirurgiennes et les chirurgiens sont des femmes et des hommes qui aiment conjuguer la sécurité et le risque. C'est comme ça. Les lionnes chassent les gnous et les gazelles, les gnous migrent vers de plus verts pâturages, les gazelles s'enfuient au moindre bruit menaçant. Ils ont ça dans la peau, c'est dans leur ADN. L'ADN des chirurgiens, c'est d'abord de faire le bien de leurs patients, mais c'est aussi de se faire peur en opérant ! Un chirurgien c'est un peu *Le cas étrange du Dr Jekyll et de Mister Hyde*, à la différence près du roman de l'écrivain Robert Louis Stevenson (1850-1894) que sa double personnalité ne s'exprime pas en phases successives, mais simultanément. Le chirurgien ne mute pas, ne se transforme pas, il est un acteur contradictoire et schizophrénique parfaitement intégré dans la société. Il est un Dr Jekyll car il est fondamentalement philanthrope, éprouve une grande satisfaction à soigner son patient. Il cultive son amour du travail bien fait et s'adonne à la tâche comme une petite abeille qui apporte son butin de nectar à la ruche, il veut faire du bien à son patient, le soigner, le rendre à sa vie d'avant. C'est indéniable. Mais c'est aussi un Mister Hyde car il jouit des difficultés qu'il rencontre, qu'il surmonte et qui le font progresser. C'est indéniable également.

Alors, lorsqu'on lui propose un jour sa première « Live Surgery », le chirurgien doit gérer son dilemme comme un chanteur à qui l'on proposerait de monter sur la scène parisienne de l'*Olympia* la première fois. Il a le trac. Mais il finira par accepter. Son ego est plus fort que son surmoi. Il n'a pas le choix, car s'il refuse, il passera pour un dégonflé. Et si ça marche, il en sortira grandi, comme s'il avait été initié à une étape essentielle de sa vie de chirurgien. La « Live Surgery » est un jeu du cirque des temps modernes, où le gladiateur muni d'un bistouri est initié à la scène du show-business chirurgical. Beaucoup de chirurgiens ont expérimenté la « Live Surgery », peu n'ont pas vécu de problème de conscience, mais tous y ont trouvé de quoi faire le plein d'adrénaline à gogo. La première fois qu'on y est confronté, on se demande longtemps si on va accepter. Mais comment résister à la tentation de briller aux yeux de ses pairs ? La difficulté provient essentiellement du fait que les spectateurs des « Live Surgeries » sont aussi des chirurgiens qui viennent chercher des sensations fortes, vérifier comment le gladiateur des temps modernes va se sortir d'une situation difficile, gérer une complication imprévue, un stress inattendu.

Mais lorsqu'il a goûté à la jouissance du star-system chirurgical, comment faire accepter à cette bête de scène qu'est le chirurgien vedette qu'il doit désormais renoncer aux « Live Surgeries » si elles sont interdites ou accepter de se soumettre aux strictes recommandations des sociétés savantes si elles sont réglementées ?

Ce n'est pas à moi d'y répondre. C'est à vous !

Références citées

1. Williams JB, Mathews R, D'Amico TA. "Reality Surgery"--a research ethics perspective on the Live broadcast of surgical procedures. J Surg Educ. 2011 Jan-Feb;68(1):58-61. doi: 10.1016/j.jsurg.2010.08.009. Epub 2010 Nov 5. Review. PubMed PMID: 21292217; PubMed Central PMCID: PMC3674879.
2. Gandsas A, Pleatman M, Altrud R, Migliarini G, Silva Y. Live broadcast of Surgery through the Internet. Lancet. 1996 Nov 9;348(9037):1314. PubMed PMID: 8909400.
3. Cumpanas AA, Ferician OC, Latcu SC, Pricop C, Bardan RT. Ethical, legal and clinical aspects of Live Surgery in urology - contemporary issues and a glimpse of the future. Wideochir Inne Tech Maloinwazyjne. 2017;12(1):1-6. doi: 10.5114/wiitm.2017.66502. Epub 2017 Mar 13. Review. PubMed PMID: 28446925; PubMed Central PMCID: PMC5397546.
4. Mullins JK, Borofsky MS, Allaf ME, Bhayani S, Kaouk JH, Rogers CG, Hillyer SP, Kaczmarek BF, Tanagho YS, Stifelman MD. Live robotic Surgery: are outcomes compromised? Urology. 2012 Sep;80(3):602-7. doi: 10.1016/j.urology.2012.03.050. Epub 2012 Jul 18. PubMed PMID: 22818566.
5. Cadeddu JA. Re: Live robotic Surgery: are outcomes compromised? J Urol. 2013 Apr;189(4):1286-7. doi: 10.1016/j.juro.2012.12.055. Epub 2012 Dec 26. PubMed PMID: 23561338.
6. Shimura T, Yamamoto M, Tsuchikane E, Teramoto T, Kimura M, Satou H, Matsuo H, Kawase Y, Suzuki Y, Kano S, Habara M, Nasu K, Kinoshita Y, Terashima M, Matsubara T, Suzuki T. Safety of Live Case Demonstrations in Patients Undergoing Percutaneous Coronary Intervention for Chronic Total Occlusion. Am J Cardiol. 2016 Oct 1;118(7):967-73. doi: 10.1016/j.amjcard.2016.07.007. Epub 2016 Jul 18. PubMed PMID: 27521220.
7. Eliyahu S, Roguin A, Kerner A, Boulos M, Lorber A, Halabi M, Suleiman M, Nikolsky E, Rispler S, Beyar R. Patient safety and outcomes from Live case demonstrations of interventional cardiology procedures. JACC Cardiovasc Interv. 2012 Feb;5(2):215-24. doi: 10.1016/j.jcin.2011.09.023. PubMed PMID: 22361607.
8. Misraï V, Guillot-Tantay C, Pasquié M, Bordier B, Guillotreau J, Gomez-Sancha F, Woo H, Herrmann T. Comparison of Outcomes Obtained After Regular Surgery Versus Live Operative Surgical Cases: Single-centre Experience with Green Laser Enucleation of the Prostate. Eur Urol Focus. 2018 Jan 17. pii: S2405-4569(18)30001-4. doi:

10.1016/j.euf.2018.01.001. [Epub ahead of print] PubMed PMID: 29373285.
9. Ogaya-Pinies G, Abdul-Muhsin H, Palayapalayam-Ganapathi H, Bonet X, Rogers T, Rocco B, Coelho R, Hernandez-Cardona E, Jenson C, Patel V. Safety of Live Robotic Surgery: Results from a Single Institution. Eur Urol Focus. 2017 Aug 28. pii: S2405-4569(17)30196-7. doi: 10.1016/j.euf.2017.08.004. [Epub ahead of print] PubMed PMID: 28869204.
10. Rocco B, Grasso AAC, De Lorenzis E, Davis JW, Abbou C, Breda A, Erdogru T, Gaston R, Gill IS, Liatsikos E, Oktay B, Palou J, Piéchaud T, Stolzenburg JU, Sun Y, Albo G, Villavicencio H, Zhang X, Disanto V, Emiliozzi P, Pansadoro V. Live Surgery: highly educational or harmful? World J Urol. 2018 Feb;36(2):171-175. doi: 10.1007/s00345-017-2118-1. Epub 2017 Nov 9. PubMed PMID: 29124346.
11. De Lorenzis E, Grasso AAC, Mistretta FA, Cozzi G, Spinelli MG, Rocco B, Pansadoro V. Live Surgery: Harmful or helpful? Experience of the "Challenge in Laparoscopy and Robotics" meeting. Eur Urol Suppl 2016;15(3);e362.
12. Schuettfort V, Langetepe J, Dahlem R, Reiss CP, Rosenbaum C, Ludwig T, Chun F, Fisch M, Kluth L. Live Surgery in urology - evaluation of the Educational benefit of the international Meeting on reconstructive urology (IMORU). The Journal Of Urology. Vol. 197, No. 4S, Supplement, Saturday, May 13, 2017.
13. Vanermen HK. Live Surgery should not be outlawed at national and regional cardiothoracic meetings. J Thorac Cardiovasc Surg 2010;139:822-5.
14. Park A, Schwartz RW, Witzke DB, Roth JS, Mastrangelo M, Birch DW, Jennings CD, Lee EY, Hoskins J. A pilot study of new approaches to teaching anatomy and pathology. Surg Endosc. 2001 Mar;15(3):245-50. Epub 2000 Dec 12. PubMed PMID: 11344423.
15. Leavitt DA, Kavoussi LR. Live surgical demonstrations: An endangered species. Urol Oncol. 2015 Apr;33(4):159-62. doi: 10.1016/j.urolonc.2015.02.006. Epub 2015 Mar 26. Review. PubMed PMID: 25817319.
16. Philip-Watson J, Khan SA, Hadjipavlou M, Rane A, Knoll T. Live Surgery at conferences - Clinical benefits and ethical dilemmas. Arab J Urol. 2014 Sep;12(3):183-6. doi: 10.1016/j.aju.2014.04.002. Epub 2014 May 9. Review. PubMed PMID: 26019946; PubMed Central PMCID: PMC4435526.
17. Abu Akar F, Gonzalez-Rivas D, Fink D. Management of bleeding from an abnormally located S6 arterial branch in a common origin with S2 branch during Live Surgery. J Vis Surg. 2016 Apr 25;2:87. doi: 10.21037/jovs.2016.04.04. eCollection 2016. PubMed PMID: 29399474; PubMed Central PMCID: PMC5783161.
18. Yang Y, Guerrero WG, Algitmi I, Gonzalez-Rivas D. Complex uniportal video-assisted thoracoscopic sleeve lobectomy during Live Surgery broadcasting. J Thorac Dis. 2016 Jun;8(6):1345-8. doi:

10.21037/jtd.2016.04.58. PubMed PMID: 27293857; PubMed Central PMCID: PMC4886007.
19. Sade RM; American Association for Thoracic Surgery Ethics Committee; Society of Thoracic Surgeons Standards and Ethics Committee. Broadcast of surgical procedures as a teaching instrument in cardiothoracic Surgery. J Thorac Cardiovasc Surg. 2008 Aug;136(2):273-7. doi: 10.1016/j.jtcvs.2008.06.015. PubMed PMID: 18692626.
20. Kumaran V, Nundy S. The ethics of Live demonstrations of Surgery. Current Medicine Research And Practice (2015):168-171.
21. Ruiz de Gordejuela AG, Cardoso Ramos A, Galvao Neto M, Nora M, Pujol J. Live Surgery courses:retrospectivesafetyanalysisafter11editions. Surgery for Obesity and Related Diseases, Volume 14, Issue 3, March 2018, Pages 319-324.
22. Peterson RM. Comment on:Live Surgery courses:retrospectives afetyanalysisafter 11 editions. Surgery for Obesity and Related Diseases, Volume 14, Issue 4, April 2018, Page e1. https://doi.org/10.1016/j.soard.2018.01.024
23. Roser F, Pfister G, Tatagiba M, Ebner FH. Live Surgery in neurosurgical training courses: essential infrastructure and technical set-up. Acta Neurochir (Wien). 2013 Mar;155(3):541-5. doi: 10.1007/s00701-012-1578-8. Epub 2012 Dec 16. PubMed PMID: 23242711.
24. Shimizu S, Han HS, Okamura K, Yamaguchi K, Tanaka M. Live demonstration of Surgery across international borders with uncompressed high-definition quality. HPB (Oxford). 2007;9(5):398-9. doi: 10.1080/13651820701589257. PubMed PMID: 18345326; PubMed Central PMCID: PMC2225520.
25. Wendt-Nordahl G, Michel MS, Alken P, Hacker A. Laser Surgery around the prostate Experience from a Live Surgery symposium in Mannheim. Medical Laser Application 22 (2007) 207–210.
26. Smith A. Urological Live Surgery - an anathema. BJU Int. 2012 Aug;110(3):299-300. doi: 10.1111/j.1464-410X.2012.11314.x. Epub 2012 Jun 21. PubMed PMID: 22726918.
27. Hollick EJ, Allan BD. Live Surgery: national survey of United Kingdom ophthalmologists. J Cataract Refract Surg. 2008 Jun;34(6):1029-32. doi: 10.1016/j.jcrs.2008.02.023. PMID: 18499014
28. Chyn Phan Y, James P, Clayman R, Rane A. Urologists' Views On Live Surgical Broadcasts And Better Than Live Surgery. The Journal Of Urology Vol. 195, No. 4S, Supplement, Saturday, May 7, 2016.
29. Bethune DW, Blowers R, Parker M, Pask EA. Dispersal of Staphylococcus aureus by patients and surgical staff. Lancet 1965; 1:480 –3.
30. Dikkers FG, Klussmann JP, Bernal-Sprekelsen M, Mazurek C, Szyfter W. Live Surgery broadcast: who is benefiting? Eur Arch Otorhinolaryngol. 2016 Jun;273(6):1331-3. doi: 10.1007/s00405-016-3977-6. Epub 2016 Mar 17. PubMed PMID: 26984251.
31. http://square.umin.ac.jp/jscvs/english/Live.html

32. Chowbey P. Ethics of Live Surgery demonstration. Current medicine research and practice 5(2015) 159–160. http://dx.doi.org/10.1016/j.cmrp.2015.07.006 2352-0817/
33. www.uroweb.org
34. Artibani W, Ficarra V, Challacombe BJ, Abbou CC, Bedke J, Boscolo-Berto R, Brausi M, de la Rosette JJ, Deger S, Denis L, Guazzoni G, Guillonneau B, Heesakkers JP, Jacqmin D, Knoll T, Martínez-Piñeiro L, Montorsi F, Mottrie A, Piechaud PT, Rane A, Rassweiler J, Stenzl A, Van Moorselaar J, Van Velthoven RF, van Poppel H, Wirth M, Abrahamsson PA, Parsons KF. EAU policy on Live Surgery events. Eur Urol. 2014 Jul;66(1):87-97. doi: 10.1016/j.eururo.2014.01.028. Epub 2014 Jan 30. Review. PMID: 24560818.
35. Murphy DG. Let the games begin (with EAU approval). Eur Urol. 2014 Jul;66(1):98-100. doi: 10.1016/j.eururo.2014.02.008. Epub 2014 Feb 15. PubMed PMID: 24560817.
36. Artibani W, Parsons KF. Reply from Authors re: Declan G. Murphy. Let the games begin (with EAU approval). Eur Urol 2014;66:98-100: No games: Live Surgery events endorsed by EAU under strict regulations. Eur Urol. 2014 Jul;66(1):100-1. doi: 10.1016/j.eururo.2014.02.049. Epub 2014 Mar 4. PubMed PMID: 24642262.
37. Panis Y. Le repos de sécurité, les 48 heures hebdomadaires et moi. Colon Rectum 2017;11:205. DOI 10.1007/s11725-017-0746-7.
38. Re: Walter Artibani, Vincenzo Ficarra, Ben J. Challacombe, et al. EAU policy on Live Surgery events. Eur urol 2014;66:87-97. Collins JW, Akre O, Wiklund PN. Eur Urol. 2014 Dec;66(6):e121-2. doi: 10.1016/j.eururo.2014.07.009. Epub 2014 Jul 24. PMID: 25065527
39. Collins J, Hosseini A, Challacombe B, Adding C, Dasgupta P, Artibani W, Gaston R, Piechaud T, Sooriakumaran P, Pini G, Nilsson A, Fragkiadis E, Tewari A, Badani K, Gill I, Desai M, Patel V, Ahlawat R, Murphy D, Coelho R, Rha K, Aalst G, Verhagen H, Wiklund P. Live Streaming Of Robotic Surgery From Leading Educational Centres Enables A Global Approach To Surgical Teaching. The Journal Of Urology Vol. 195, No. 4S, Supplement, Friday, May 6, 2016.
40. Re: Walter Artibani, Vincenzo Ficarra, Ben J. Challacombe, et al. EAU policy on Live Surgery events. Eur urol 2014;66:87-97. Noordzij A, van Dijk G. Eur Urol. 2014 Dec;66(6):e119. doi: 10.1016/j.eururo.2014.08.015. Epub 2014 Aug 20. PMID: 25151016.
41. Duty B, Okhunov Z, Friedlander J, Okeke Z, Smith A. Live surgical demonstrations: an old, but increasingly controversial practice. Urology 2012;79, 1185 e7-11.
42. Millat B, Fingerhut A, Cuschieri A. Live Surgery and video presentations: seeing is believing ... but no more: a plea for structured rigor and ethical considerations. Surg Endosc. 2006 Jun;20(6):845-7. PubMed PMID: 16738966.
43. Korting, O., Gherissi, A., Liverneaux P. Dupuytren, Un Modèle De Résilience. In : Fontaine, Liverneaux Masmejean (Eds) : « Cours

européen de pathologie chirurgicale du membre supérieur et de la main 2007 », Sauramps Médical, 2007 : 129-131.
44. Cameron JL. William Stewart Halsted. Our surgical heritage. Ann Surg. 1997 May;225(5):445-58. PubMed PMID: 9193173; PubMed Central PMCID: PMC1190776.
45. Gauci MO. Chirurgie en 2025 : Quelle formation et quel avenir pour les jeunes chirurgiens ? e-mémoires de l'Académie Nationale de Chirurgie, 2015, 14 (3) : 011-013.

Table des matières

Santé et Médecine

aux éditions L'Harmattan

Dernières parutions

RAISON PERDUE...?
L'Illusion psychiatrique
Avec la collaboration de Jean-Jacques Ritz
Le système psychiatrique se détériore au point, qu'après les psychologues et les philosophes, ce sont les praticiens qui s'inquiètent. Établir un bilan et amorcer une reconsidération de l'ensemble du problème s'impose aux auteurs afin d'annoncer un débat nécessaire, qui n'a guère progressé ces dernières années.
(17.50 euros, 162 p.)
ISBN : 978-2-343-13276-1, ISBN EBOOK : 978-2-14-005229-3

CHIRURGIE DE L'OBÉSITÉ ET DIÉTÉTIQUE
Une spécialiste répond à vos questions
Bonnemaison Julia
Ce guide nutritionnel simple et concret permet de tout savoir sur la diététique avant et après une opération de chirurgie de l'obésité. Ce livre propose des recettes simples, des témoignages de patients et l'expérience indispensable d'une spécialiste.
(Coll. Ethique et pratique médicale, 12.00 euros, 88 p.)
ISBN : 978-2-343-13390-4, ISBN EBOOK : 978-2-14-005155-5

LA MÉDECINE FORMATÉE
Médecins et malades face aux nouvelles technologies
Lacroix Jacques-Michel - Préface d'Alain de Benoist
Les nouvelles technologies vont profondément modifier la manière de soigner et d'envisager la santé. Le transhumanisme, l'uberisation de la médecine, la GPA, autant de mutations importantes qui viennent modifier les pratiques médicales. L'auteur s'interroge sur les réponses des médecins face à ces changements pour préserver leurs intérêts et ceux de leurs patients, sur la possibilité de conserver une relation médecin-malade harmonieuse sans être contraint de suivre les normes de ceux qui veulent profiter du marché de la santé.
(Coll. Ethique et pratique médicale, 16.50 euros, 150 p.)
ISBN : 978-2-343-13220-4, ISBN EBOOK : 978-2-14-004993-4

NUMERUS CLAUSUS
De la maltraitance des carabins au naufrage de la médecine générale
Sèle Bernard – Préface du professeur Didier Sicard
Cet ouvrage dénonce l'existence du «numerus clausus» qui clôture la première année de médecine et de la maltraitance de milliers d'étudiants qui en découle.

Gigantesque bizutage institutionnel, l'auteur le perçoit comme une machine à produire de l'échec et le rend responsable de l'apparition de déserts médicaux. Il propose un changement radical du cursus de formation des professionnels de santé en abrogeant cette méthode de sélection et apporte de nombreuses pistes de réflexion.
(Coll. Ethique et pratique médicale, 11.50 euros, 80 p.)
ISBN : 978-2-343-13066-8, ISBN EBOOK : 978-2-14-004944-6

GROSSESSE ET ALCOOL
Représentations et appropriations d'une priorité de santé
Sous la direction de Florence Douguet et Thierry Fillaut
L'intérêt porté depuis le début des années 2000 à la question de la consommation d'alcool des femmes enceintes, ou souhaitant le devenir, mérite qu'on s'y arrête. Ces textes interrogent le processus par lequel un problème de santé scientifiquement démontré (rôle tératogène de l'alcool pour le fœtus) devient une priorité de santé pour les politiques et les soignants de premiers recours.
(Coll. Logiques sociales, 27.00 euros, 274 p.)
ISBN : 978-2-343-13287-7, ISBN EBOOK : 978-2-14-005017-6

JÉRÔME FRACASTOR (1478-1553)
De la nature des choses à la nature des germes
Teyssou Roger
Pour le médecin et humaniste Jérôme Fracastor, la maladie infectieuse naissait et se propageait d'organisme en organisme par l'intermédiaire de minuscules semences vivantes, vecteurs spécifiques des maladies épidémiques. Son message novateur ne fut pas entendu. Il fallut plus de trois siècles pour que les médecins le comprennent...
(Coll. Acteurs de la Science, 15.00 euros, 136 p.)
ISBN : 978-2-343-13451-2, ISBN EBOOK : 978-2-14-005150-0

LA THÉRAPEUTIQUE DE FRACASTOR
Lexique des médicaments
Teyssou Roger
Voici l'armoire à pharmacie de Jérôme Fracastor. Sous forme d'un index, toutes les substances médicamenteuses utilisées par le médecin et leur usage thérapeutique sont répertoriés dans cet ouvrage. Ce lexique est le complément de l'ouvrage *Jérôme Fracastor (1478-1553) – De la nature des choses* à la nature des germes.
(Coll. Acteurs de la Science, 20.50 euros, 206 p.)
ISBN : 978-2-343-13452-9, ISBN EBOOK : 978-2-14-005151-7

CARTOGRAPHIES CORPORELLES, CONFLITS DE TEMPORALITÉ ET CONTINUUM DE VIOLENCES
Femmes meurtries et médicaments nocifs
Fines Louise
En raison des cycles spécifiques qui marquent leurs existences, les femmes sont plus susceptibles de subir des complications graves sur leur santé. Moyens

de contraception, médicaments pris durant la grossesse, et autres prothèses mammaires sont autant de dangers auxquels s'exposent les femmes et leurs enfants. À travers les préjudices causés par les crimes en col blanc, cet ouvrage retrace les tactiques des organisations qui tentent de maintenir à tout prix leurs produits nocifs sur le marché.
(Coll. Questions contemporaines, 23.50 euros, 230 p.)
ISBN : 978-2-343-13380-5, ISBN EBOOK : 978-2-14-005134-0

LES MUSICIENS, LA MALADIE ET LA MÉDECINE
De Guillaume de Machaut à Béla Bartok
Pinet Patrice
Cet ouvrage explore les vies médicales de onze compositeurs célèbres et, à travers elles, les maladies qui ont traversé les siècles. L'auteur rend compte également des thérapeutiques utilisées au fil des siècles et observe l'impact de la vie sexuelle des musiciens et les effets psychiques de leurs passions amoureuses sur leur morbidité. Outre le souci éternel que procure l'amour, l'évolution du mode de vie des musiciens révèle une tendance aux conduites addictives, source de risques accrus pour la santé.
(Coll. Médecine à travers les siècles, 39.00 euros, 416 p.)
ISBN : 978-2-343-13073-6, ISBN EBOOK : 978-2-14-005016-9

MÉDECINE PERSONNALISÉE ET BIOÉTHIQUE
Enjeux éthiques dans l'échange et le partage des données génétiques
Stoekle Henri Corto
Préface de Christian Hervé, Pierre Tambourin et Francis Quétier
La médecine personnalisée devrait être renommée «médecine des données». Elle tente, à partir d'une quantité importante de données, d'induire ou de déduire des informations valorisables au niveau du soin, de la recherche et de l'industrie. L'ensemble de ces données génétiques et informationnelles transitent par un réseau de communication dématérialisé centralisant le stockage, une partie du traitement et de l'analyse. L'accessibilité de cette plateforme et son usage soulèvent alors de nombreuses inquiétudes éthiques auxquelles cet ouvrage tente d'apporter des solutions.
(Coll. L'Ethique en mouvement, 19.50 euros, 186 p.)
ISBN : 978-2-343-12904-4, ISBN EBOOK : 978-2-14-004910-1

MANUEL D'HÉMATOLOGIE
Physiologie
Thiam Doudou
Ce tome porte sur la physiologie hématologique classique axée sur les modules de cytologie, d'immunohématologie et d'hémostase, enrichie et actualisée comme l'attestent les chapitres portant sur la transfusion sanguine avec ses différentes modalités et alternatives et sur les traitements en hémostase et leurs contrôles biologiques. La bonne compréhension de la physiologie permet une meilleure maîtrise de la pathologie hématologique qui fera l'objet d'un deuxième tome.
(27.50 euros, 246 p.)
ISBN : 978-2-343-11625-9, ISBN EBOOK : 978-2-14-004901-9

CORPS ET ÂMES
Les hommes et la médecine au XVIIIème siècle
Boyer-Labrouche Annie
Quelle était la place de la santé sous l'Ancien Régime où le poids du christianisme était si lourd et les clivages sociaux puissants ? Afin d'expliquer la vie quotidienne dans les hôpitaux, Annie Boyer-Labrouche a puisé ses sources dans des archives uniques, réalisant ainsi une étude remarquable de démographie historique, où l'homme est en plein cœur. Cet ouvrage ouvre une réflexion indéniable faisant écho aux problématiques de santé actuelles.
(Coll. Médecine à travers les siècles, 26.00 euros, 246 p.)
ISBN : 978-2-343-12170-3, ISBN EBOOK : 978-2-14-004750-3

LE DROIT À LA SANTÉ ET LA PRISON
Quelle protection, quels enjeux ?
Sous la direction de Jean-Paul Céré
Le respect du droit à la santé des personnes détenues est aujourd'hui une préoccupation majeure et un sujet sensible tant pour l'administration pénitentiaire que pour les personnels de santé. Le contexte de surpopulation carcérale prégnant, tant en France qu'au Brésil, ne facilite pas la tâche. La concentration de personnes précarisées sur le plan sanitaire et les effets de la détention sur la santé compliquent la recherche d'une adéquation des soins à l'état de santé des personnes détenues.
(Coll. Comité international des pénalistes francophones, 17.50 euros, 160 p.)
ISBN : 978-2-343-12464-3, ISBN EBOOK : 978-2-14-004440-3

L'ANALYSE DE PRATIQUES PROFESSIONNELLES EN INSTITUT DE FORMATION EN SOINS INFIRMIERS
Expression de la singularité des cadres de santé formateurs
Rivier Delphine - Préface de Jean-Louis Boutte et Claudine Dos Santos
La mise en place des séquences d'analyse de situations et/ou d'activités professionnelles par les cadres de santé formateurs semble complexe, de par des approches différentes, ce qui entraîne des difficultés d'harmonisation dans les pratiques des formateurs au sein des Instituts de Formation en Soins Infirmiers. Cet ouvrage vise à mieux comprendre ce qui se joue actuellement lors de ces séquences pour les étudiants infirmiers et les cadres de santé formateurs.
(Coll. Logiques sociales, 19.50 euros, 188 p.)
ISBN : 978-2-343-12553-4, ISBN EBOOK : 978-2-14-004570-7

APPRENDRE DE SES GESTES – De la santé motrice au bien-être
Sous la direction de Bernard Andrieu et Luc Collard
Apprendre de sa santé motrice nécessite, en première partie, d'analyser les gestes à partir des techniques du corps et des effets sur la perception du corps vécu. Apprendre du bien-être de son corps vivant, en deuxième partie, explore l'estime de soi et l'approfondissement par des gestes sensoriels. Apprendre par des gestes ludo-coopératifs ouvre, en troisième partie, à une socialisation heureuse et partagée dans une santé durable.
(Coll. Mouvements des Savoirs, 34.00 euros, 328 p.)
ISBN : 978-2-343-12666-1, ISBN EBOOK : 978-2-14-004636-0

Structures éditoriales du groupe L'Harmattan

L'Harmattan Italie
Via degli Artisti, 15
10124 Torino
harmattan.italia@gmail.com

L'Harmattan Hongrie
Kossuth l. u. 14-16.
1053 Budapest
harmattan@harmattan.hu

L'Harmattan Sénégal
10 VDN en face Mermoz
BP 45034 Dakar-Fann
senharmattan@gmail.com

L'Harmattan Cameroun
TSINGA/FECAFOOT
BP 11486 Yaoundé
inkoukam@gmail.com

L'Harmattan Burkina Faso
Achille Somé – tengnule@hotmail.fr

L'Harmattan Guinée
Almamya, rue KA 028 OKB Agency
BP 3470 Conakry
harmattanguinee@yahoo.fr

L'Harmattan RDC
185, avenue Nyangwe
Commune de Lingwala – Kinshasa
matangilamusadila@yahoo.fr

L'Harmattan Congo
67, boulevard Denis-Sassou-N'Guesso
BP 2874 Brazzaville
harmattan.congo@yahoo.fr

L'Harmattan Mali
Sirakoro-Meguetana V31
Bamako
syllaka@yahoo.fr

L'Harmattan Togo
Djidjole – Lomé
Maison Amela
face EPP BATOME
ddamela@aol.com

L'Harmattan Côte d'Ivoire
Résidence Karl – Cité des Arts
Abidjan-Cocody
03 BP 1588 Abidjan
espace_harmattan.ci@hotmail.fr

L'Harmattan Algérie
22, rue Moulay-Mohamed
31000 Oran
info2@harmattan-algerie.com

L'Harmattan Maroc
5, rue Ferrane-Kouicha, Talaâ-Elkbira
Chrableyine, Fès-Médine
30000 Fès
harmattan.maroc@gmail.com

Nos librairies en France

Librairie internationale
16, rue des Écoles – 75005 Paris
librairie.internationale@harmattan.fr
01 40 46 79 11
www.librairieharmattan.com

Librairie l'Espace Harmattan
21 bis, rue des Écoles – 75005 Paris
librairie.espace@harmattan.fr
01 43 29 49 42

Lib. sciences humaines & histoire
21, rue des Écoles – 75005 Paris
librairie.sh@harmattan.fr
01 46 34 13 71
www.librairieharmattansh.com

Lib. Méditerranée & Moyen-Orient
7, rue des Carmes – 75005 Paris
librairie.mediterranee@harmattan.fr
01 43 29 71 15

Librairie Le Lucernaire
53, rue Notre-Dame-des-Champs – 75006 Paris
librairie@lucernaire.fr
01 42 22 67 13

www.ingramcontent.com/pod-product-compliance
Lightning Source LLC
LaVergne TN
LVHW051407061026
849535LV00009B/3406

* 9 7 8 2 3 4 3 1 5 4 6 6 4 *